Doro Kammerer
Prof. Dr. med. Frank Pohlandt

Frühchen brauchen Wärme

Damit Ihr Baby schnell groß und stark wird

Erfahrener Rat für Eltern von Frühgeborenen

Mosaik

Doro Kammerer schreibt als freie Autorin – u. a. für die Zeitschrift ELTERN – zu den Themenschwerpunkten Medizin, Psychologie und Familie. Sie hat drei Kinder. Im Mosaik Verlag sind von ihr bisher erschienen: »Die lieben Geschwister«, »Aggression und Gewalt bei Jungen« und »Guter Rat für Zwillings-Eltern«. Sie lebt mit ihrer Familie bei München.

Prof. Dr. med. Frank Pohlandt ist Leiter der Sektion Neonatologie und pädiatrische Intensivmedizin der Universitätskinderklinik Ulm. Er hat 30 Jahre Erfahrung auf diesem Gebiet.

Fotos: Helmut Rüffler
übrige Fotos:
Bavaria/VCL: 15;
Picture Press/Lauenstein: 27; –/Raith: 84
T. Stone/Ayres: 20, 74/75; -/Bernager: 16; –/O´Leary: 17, 22;
–/Smith: 24/25; –/Williams: 10/11: –/Woodcock: 93

Redaktion: Monika König
Lektorat: Henriette Zeltner
Umschlaggestaltung: Design Team München
Umschlagfoto: Tony Stone/Titcomb
Layoutentwurf: Büro für Gestaltung, Dietmar Meyer, Friedhelm Ott, Hamburg
Layoutdurchführung: Buchmacher Bär, Freising
Druck und Bindung: Sebald Sachsendruck, Plauen
Printed in Germany
ISBN 3-576-11099-2

Inhalt

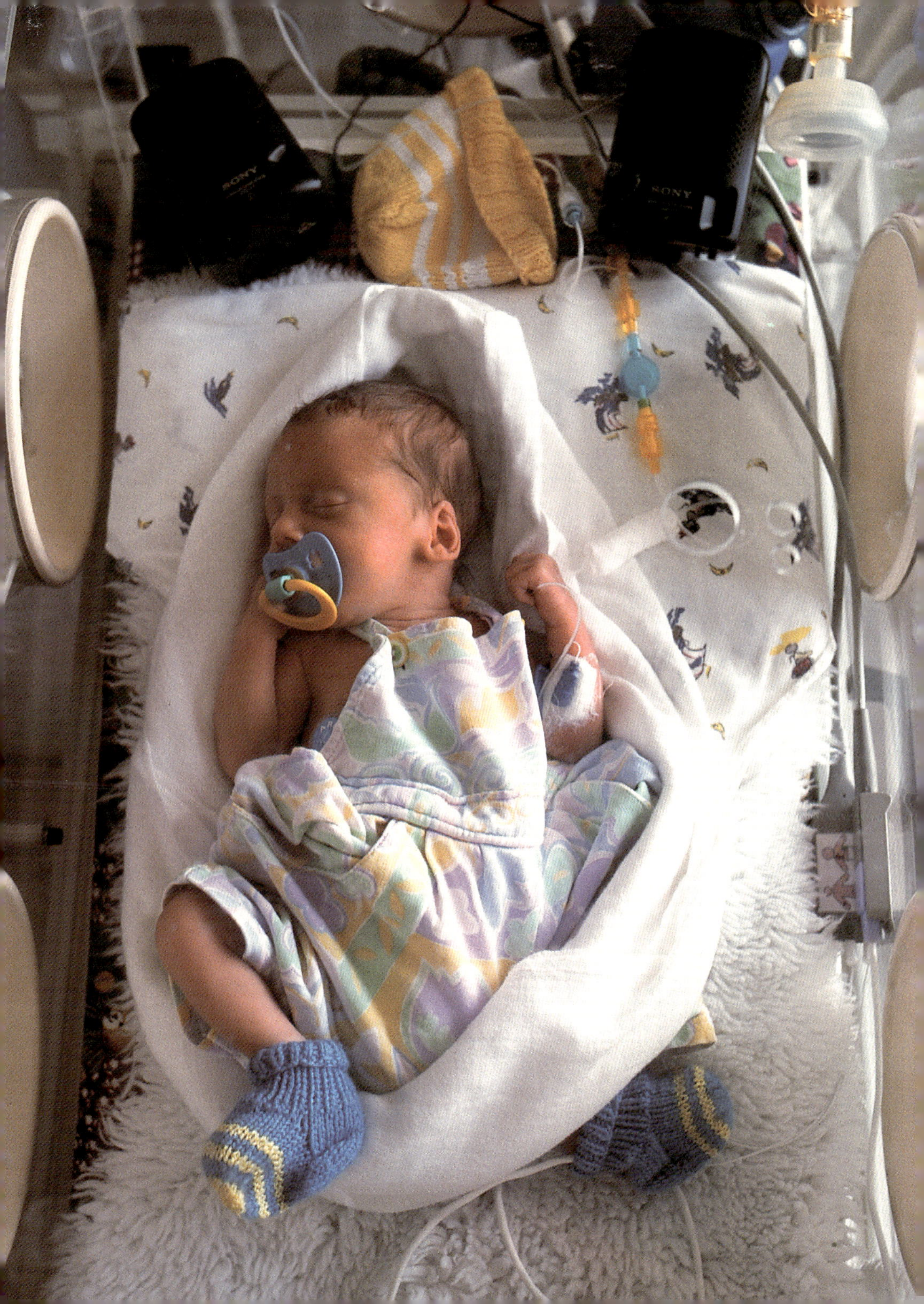
SONY
SONY

Zuversicht macht vieles leichter

Wenn ein Kind unterwegs ist, entsteht im Kopf seiner Mutter und seines Vaters ein Bild von ihm. Es ist das Bild eines gesunden, kräftigen Babys von ungefähr sieben Pfund Gewicht, das etwa um den errechneten Termin herum zur Welt kommen wird.

Wenn diese Zeit, die für das Heranwachsen des Babys im Bauch von der Natur vorgesehen ist, stark beschnitten wird, ist das ein Schock für die Eltern. Die wenigsten hatten sich gedanklich mit der Möglichkeit einer Frühgeburt auseinandergesetzt. Die meisten haben allenfalls bruchstückhaftes Wissen über dieses zu frühe Ankommen eines Kindes draußen in der Welt. Dabei kommt es bei jeder 15. Schwangerschaft zur vorzeitigen Geburt des Kindes.

Von Frauenärzten ist kaum zu verlangen, daß sie jede Patientin umfassend auf die Möglichkeit einer Frühgeburt vorbereiten. Das käme einer gewissen Pathologisierung der Schwangerschaft nahe, was vielen Frauen diese wunderschöne Zeit ziemlich verderben dürfte. Ein Baby zu erwarten, soll Freude machen. Nicht umsonst sagte man früher über eine schwangere Frau, sie sei »guter Hoffnung«.

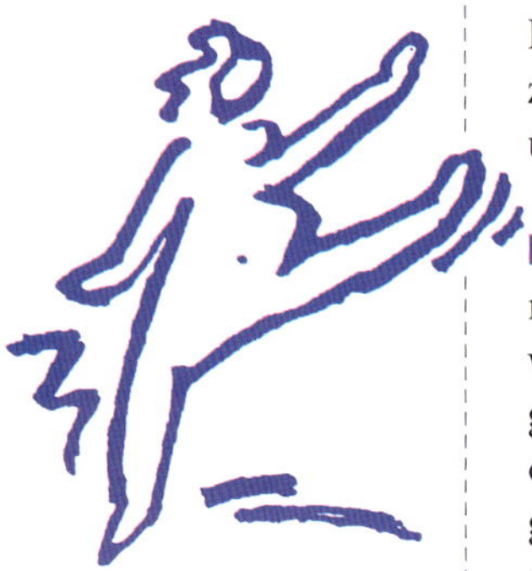

Nicht alle Eltern, deren »gute Hoffnung« durch die frühe Geburt abrupt gestört worden ist, können ausreichend psychologisch betreut werden. Hinzu kommt, daß viele der betroffenen Frauen und Männer glauben, sich jetzt keine Schwäche erlauben zu dürfen. Sie sehen, daß die Schwestern alle Hände voll zu tun haben, um sich um die Winzlinge zu kümmern. Das gibt ihnen zwar das Gefühl, daß wirklich alles getan wird, um dem Baby den verfrühten Eintritt ins Leben zu erleichtern – dennoch bleiben sie oft mit ihren Ängsten allein.

Mit dieser schwierigen Situation richtig umzugehen, das kann kein noch so umfangreiches Buch den Eltern abnehmen. Aber ein Ratgeber zu diesem Thema kann ein wenig helfen, in den ersten Wochen mit einem Frühgeborenen immer zuversichtlicher zu werden. Zuversicht gehört zum Wichtigsten, das Eltern ihrem Kind – und sich selbst! – schenken können. Professor Pohlandt, dem ich an dieser Stelle sehr herzlich für die fachliche Unterstützung danken möchte, legt dies allen Müttern und Vätern »seiner« Frühchen ans Herz.

Dieses Buch soll kein Trostpflaster sein für verunsicherte, traurige und enttäuschte Eltern, nach dem Motto:«Das wird schon wieder!« Es soll Antworten geben auf Fragen, die die Eltern zwar auch den Ärzten und Schwestern stellen, die aber in dieser Lage gar nicht oft genug beantwortet werden können. Es kann Müttern und Vätern konkret sagen, welche Möglichkeiten sie haben, ihr »Küken« zu pflegen und zu fördern. Und es möchte darlegen, wie aussichtsreich die heutige Frühgeborenen-Intensivmedizin die Kleinen behandelt. Nicht immer sind diese Erfolge dem technischen Fortschritt zu verdanken, aber ihn zu verteufeln, würde der Realität ebensowenig gerecht.

Deshalb wird die maschinelle Unterstützung der Atmung der kleinen Babys in diesem Buch genauso erläutert wie die Überwachung seiner Lebensfunktionen (siehe S. 62 ff.). Alle Vorgänge, deren Sinn man versteht, verlieren an Bedrohlichkeit. So schrumpfen auch Berührungsängste, die manchen Eltern anfangs den zärtlichen Kontakt zu ihrem Kind schwermachen. Schließlich werden sie nicht nur ihr Baby ohne Ängste liebevoll annehmen können, sondern auch das Schicksal der frühen Geburt zu akzeptieren lernen.

Doro Kammerer

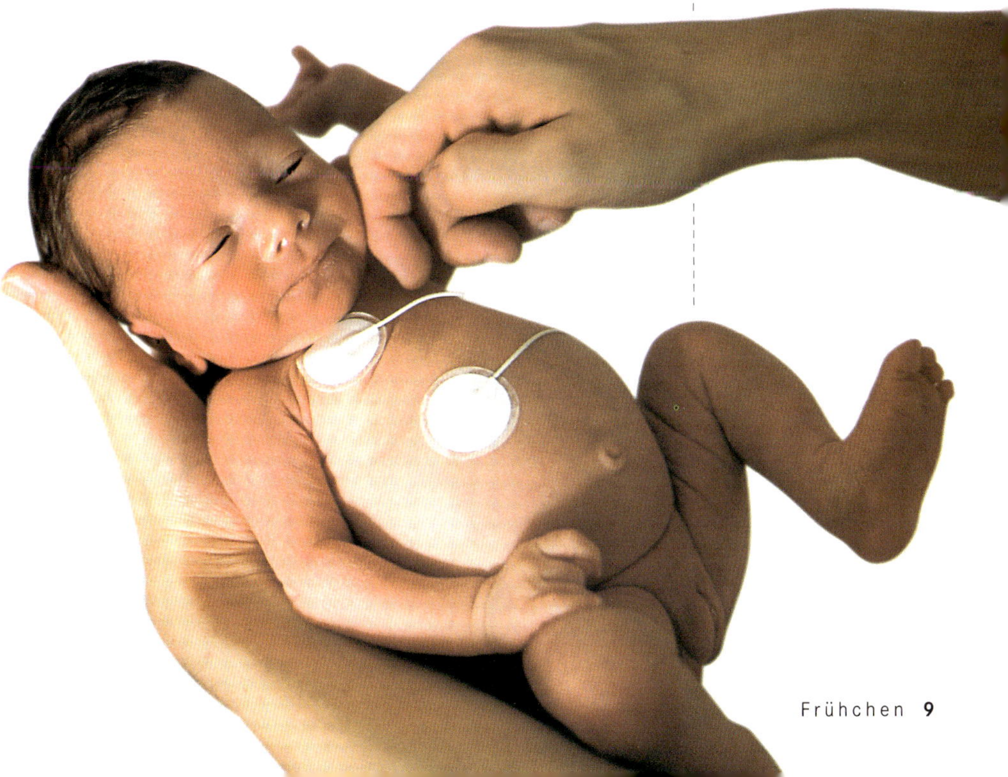

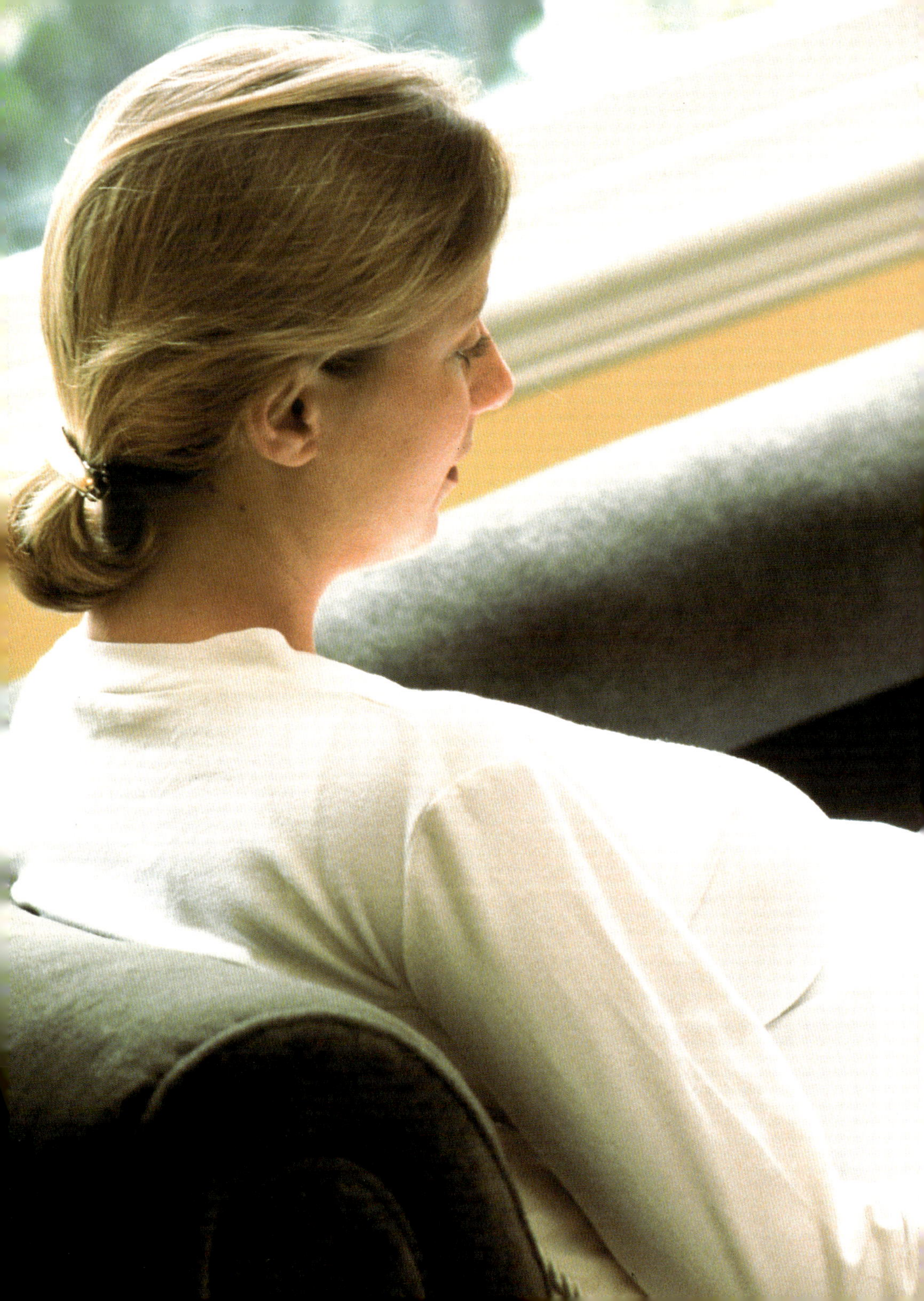

1. Warum kommt es zur Frühgeburt?

Bei den meisten Frühgeburten ist und bleibt die Ursache unklar

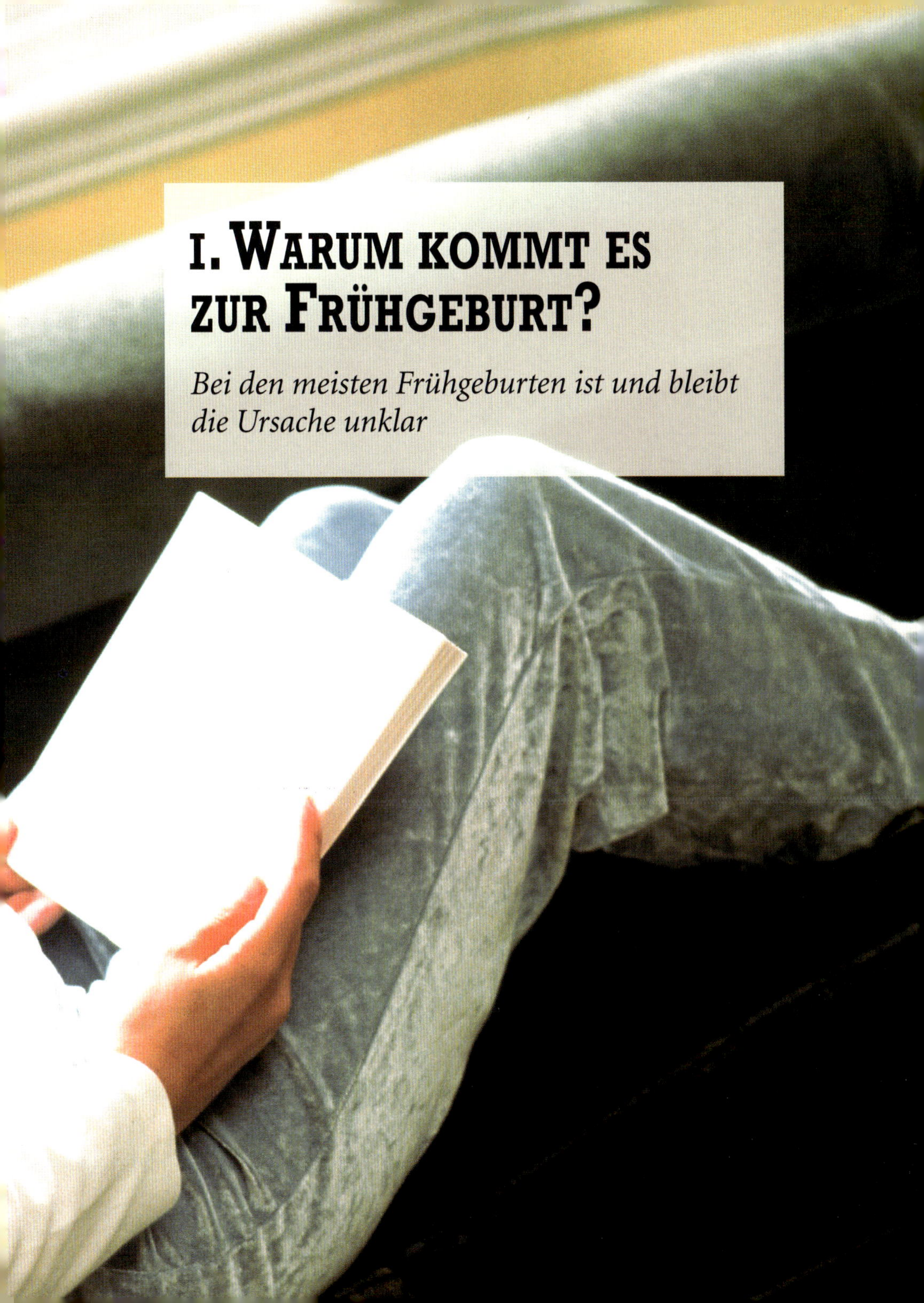

Nicht jedes Baby, das deutlich vor dem errechneten Termin geboren wird, ist ein Frühchen. Von einer Frühgeburt spricht man, wenn die Geburt vor der 37. Schwangerschaftswoche stattfindet bzw. stattfinden muß. Das Baby hat dann weniger als 238 Tage im Mutterleib verbracht – normal sind etwa 266 Tage.

Babys Gewicht ist nicht das Maß aller Dinge

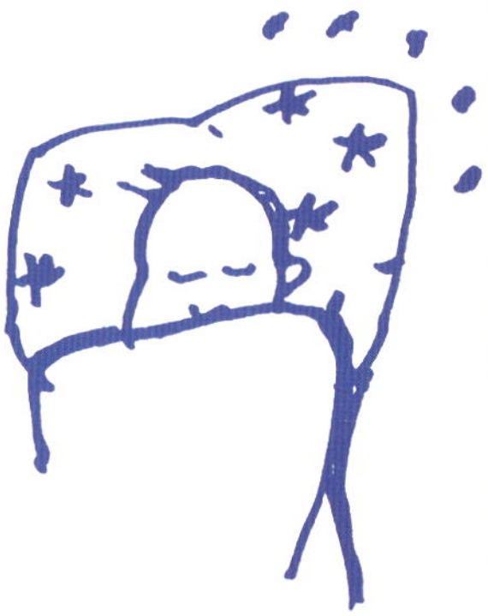

Gerade in den letzten vier Wochen legt ein Baby noch einmal ordentlich an Gewicht zu. Das Gewicht allein ist jedoch nicht entscheidend. In erster Linie sollte auch die Lungenreife (siehe dazu auch S. 66) so weit fortgeschritten sein, daß dem Baby kein Sauerstoffmangel droht, sobald es den Sauerstoff durch die Atmung bzw. die Lunge aufnehmen muß und ihn nicht mehr – wie noch in der Gebärmutter – durch die Nabelschnur bekommt. Auch alle anderen Organe des Kindes sind noch unreif, wenn die Geburt deutlich zu früh erfolgt. Deshalb ist so ein winziger Mensch einfach noch nicht richtig gerüstet für das Dasein auf Erden und benötigt unter Umständen und manchmal sogar über einen längeren Zeitraum die verschiedenste medizinische und technische Unterstützung.

DIE GEWICHTSZUNAHME IM MUTTERLEIB

Diese Tabelle gibt an, welches Gewicht ein Ungeborenes in welchem Zeitraum ungefähr hat.

23. Woche : 600 Gramm	32. Woche: 1850 Gramm
26. Woche: 900 Gramm	36. Woche: 2800 Gramm
28. Woche: 1200 Gramm	40. Woche: 3500 Gramm

Das Gewicht ent-scheidet nicht allein über die Lebensfähigkeit

Nicht nur das Gewicht des Frühchens ist wichtig, sondern auch die Schwangerschaftsdauer.

Noch vor 10 bis 15 Jahren blieben Babys, die vor der 27. Schwangerschaftswoche geboren wurden, selten am Leben. Heute sind die Neonatologischen Kliniken mit ihren Intensivstationen für Frühgeborene in der Lage, 80 Prozent der Kinder, die zwischen 800 und 1000 Gramm wiegen, in ein gesundes Großwerden zu entlassen.

Aber selbst Babys unter 500 Gramm haben eine Chance (siehe das Beispiel »Cindy« im nächsten Kapitel). Die Grenze zur Lebensfähigkeit sieht man heute bei einer Geburt in der 23. Schwangerschaftswoche. Kindern, die bereits zu diesem Zeitpunkt oder gar früher zur Welt kommen, kann man oft auch mit den besten Geräten nicht genügend Sauerstoff zuführen. Überdies sind sämtliche Organsysteme noch so unreif, daß sie ihre Aufgaben nicht übernehmen können.

Auch Kinder unter 1000 Gramm haben gute Chancen

Die hoffnungsvolle Geschichte von Cindy

Die im Oktober 1996 in Hannover geborene Cindy wog bei ihrer Geburt in der 25. Schwangerschaftswoche 360 Gramm und maß 27,5 Zentimeter. Bei ihrer Mutter hatte sich eine Schwangerschaftsvergiftung (EPH-Gestose) entwickelt, ihr Baby mußte per Kaiserschnitt geholt werden. Cindy war seinerzeit das kleinste überlebende Frühchen, das es in Deutschland je gegeben hatte. 13 Monate nach ihrer Geburt wog sie erst sechs Kilogramm – soviel wiegen Termingeborene mit etwa fünf bis sechs Monaten.

280 Gramm wog das kleinste Frühchen der Welt

Auch zu Hause brauchte Cindy noch lange die Unterstützung medizinischer Geräte: ein Überwachungsmonitor kontrollierte nachts Pulsschlag und Sauerstoffsättigung ihres Blutes, mit einem Absauggerät wurden mehrmals am Tag Cindys obere Atemwege abgesaugt, und das Mädchen erhielt aus einer Sauerstoffquelle zusätzlichen Sauerstoff, um die gestörte Aufnahmefunktion der Lunge auszugleichen.

Daß das zunächst so schwache »Lebenslicht« dieses Kindes schließlich doch stark und stabil werden konnte, ist vor allem den unermüdlichen Bemühungen von Ärzten und Schwestern (Cindy war viereinhalb Monate in der Klinik) sowie der ruhigen und unerschütterlichen Art ihrer Eltern zu verdanken.

Warnzeichen einer Frühgeburt

Die meisten Frauen haben wesentlich mehr Angst davor, ein krankes Baby zu bekommen als eine Frühgeburt zu erleiden. Letzteres erscheint vielen zum einen als das geringere Risiko, zum anderen als ein irgendwie handhabbares und schließlich dank der ärztlichen Kunst zu einem guten Ende zu führendes Ereignis.

Nur die Gebärmutter bietet dem Ungeborenen optimale Bedingungen

Mit dieser Einschätzung liegen sie nicht falsch, trotzdem gilt es, eine zu frühe Geburt unter allen Umständen zu vermeiden. Das Gerät, das eine menschliche Gebärmutter bis ins Detail nachahmen kann, ist bis heute nicht entwickelt. Und im Augenblick ist es auch nicht vorstellbar, daß eine künstliche Gebärmutter all das bieten kann, was der Mutterleib dem Baby ermöglicht.

Für viele seiner Reifeprozesse ist das Baby auf die mütterliche Höhle und die Versorgung via Plazenta angewiesen. Deshalb ist es so wichtig, daß schon die allerersten Alarmzeichen einer zu frühen Geburt erkannt werden.

Die Geburt aufhalten um jeden Preis? Das geht nicht

Nicht immer läßt sich eine Geburt aufhalten, ebensowenig kann man einer sich plötzlich verschlechternden Versorgungslage innerhalb der Gebärmutter (zum Beispiel wegen Unterfunktion des Mutterkuchens) immer etwas entgegensetzen, doch die Chance, das Ungeborene nicht allzu abrupt in die ungewohnt helle, laute, kalte Welt holen zu müssen, steigt, wenn man die Signale rechtzeitig erkennt.

Folgende Symptome sollten Anlaß sein, sofort die Frauenärztin oder den Frauenarzt aufzusuchen. Hat sie oder er gerade keine Sprechstunde, muß man sich in die Ambulanz einer Frauenklinik begeben (und nicht abwarten, bis wieder Sprechzeit ist):

- (Schmier-) Blutungen aus der Gebärmutter, auch leichterer Art
- ziehende Schmerzen im Unterleib und/oder im Rücken (!)
- regelmäßiges Ziehen im Unterleib (Wehen)
- Zusammenziehungen (Kontraktionen) der Gebärmutter vor der 37. Woche. Nach diesem Zeitpunkt dürfte das Kind getrost kommen, außerdem »übt« die Gebärmutter in diesen letzten Wochen oft schon mal, ohne daß die Geburt kurz bevor steht.

Lieber einmal zu oft den Arzt fragen ...

- Fieber
- starker Ausfluß
- Schwächezustände mit Übelkeit und Erbrechen
- Abgang von Fruchtwasser. Fruchtwasser ist im Gegensatz zu Urin klar und geruchlos. In diesem Fall sollte man einen Krankenwagen rufen und sich liegend transportieren lassen. Es besteht die Gefahr, daß durch den Verlust des Fruchtwassers die Nabelschnur eingeklemmt wird, und somit die Sauerstoffzufuhr für das Ungeborene nicht mehr gewährleistet ist.

Die genannten Symptome haben nicht immer etwas Ernstes zu bedeuten, aber immer sollten sie eine werdende Mutter so alarmieren,

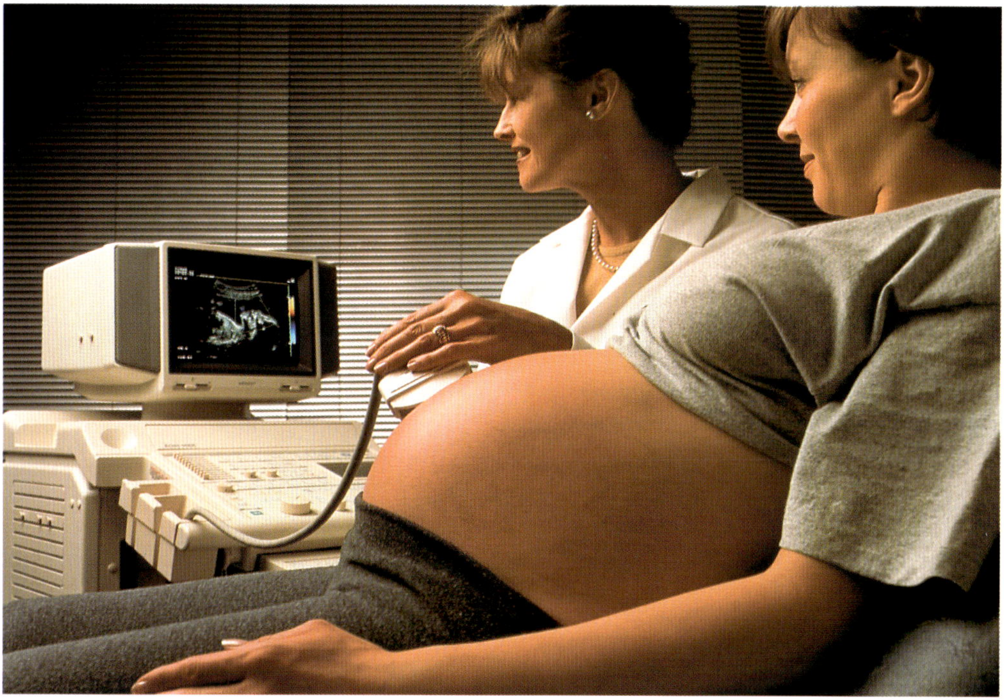

daß sie umgehend ihren Arzt oder ihre Ärztin aufsucht. Nur eine ausführliche Untersuchung kann Aufschluß über die Hintergründe der genannten Symptome geben. Am Telefon wird niemand der werdenden Mutter sagen können, ob ihr Baby in Gefahr ist oder nicht. Auch der gute Rat einer Freundin (»Reg dich nicht auf! Ich hatte das auch hin und wieder... Das gibt sich!«) ist hier keine Hilfe.

Manche Frauen, die eine Frühgeburt erlitten haben, berichten, daß sie sich schon vier bis sechs Wochen vor dem unglücklichen Ereignis »irgendwie unwohl« gefühlt haben. Sie hatten ein Ziehen und Druckgefühle im Unterleib, Rückenschmerzen, das Gefühl rascher Ermüdung, manchmal sogar leichte Wehen.

Nehmen sie »ungute« Gefühle immer ernst!

Viele Frauen neigen dazu, körperliche und seelische Belastungen tapfer zu ertragen, Alarmzeichen zu ignorieren. Weil sie glauben, ohne sie kollabiere der Familienhaushalt, beißen sie die Zähne zusammen und hoffen, daß ihre Beschwerden von selbst wieder vergehen. Diese Beobachtungen hat man vor allem an Frauen mit Herzinfarkt-Symptomen gemacht, doch sie sind auf viele andere Bereiche übertragbar.

Gerade »moderne« Frauen glauben, immer funktionieren zu müssen

Deshalb hier noch einmal der dringende Appell, sich bei allem, was Sie beunruhigt oder was »anders« ist als sonst, beim Frauenarzt vorzustellen. Wechseln Sie notfalls den Arzt, wenn Sie das Gefühl haben, nicht jederzeit zu ihm kommen zu können.

HORMONE ALS WARNSIGNALE? Der Östriolspiegel im Speichel von Schwangeren steigt etwa zwei bis drei Wochen vor dem Einsetzen der Wehen an. Diese Tatsache würde man sich gern zur rechtzeitigen Vorhersage einer drohende Frühgeburt zunutze machen. In den USA bietet ein Hersteller bereits einen entsprechenden Hormontest an. Deutsche Medien haben das Thema aufgegriffen und dabei auch die »große Sicherheit« dieses Verfahrens hervorgehoben. Die Realität: Das ist leider zu schön, um wahr zu sein. Dieser Test hat eine viel zu geringe Sensitivität (= Empfindlichkeit). Das bedeutet: Die Hormonveränderung wird nur registriert, wenn sie »gewaltig« ist. In der Praxis kann man mit diesem Test nichts anfangen, weil sein Vorhersagewert unbrauchbar ist.

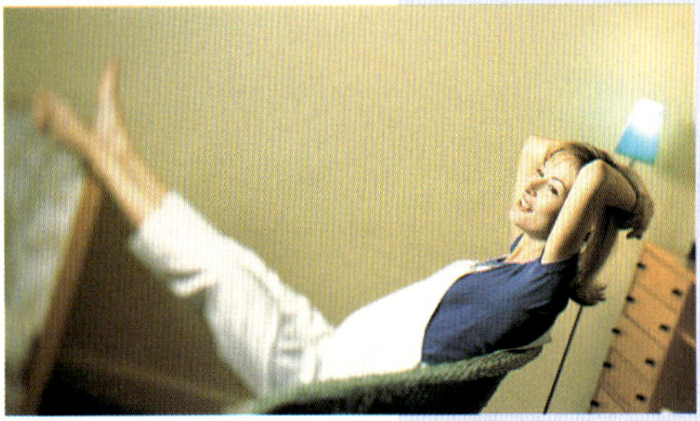

Wehen durch seelische Probleme?

Gibt es schwerwiegende Konflikte in Ihrem Leben? Lassen sie sich helfen – Ihrem Kind zuliebe!

Die Frage, ob psychischer Streß Wehen auslösen kann, wird nach wie vor kontrovers diskutiert. Wahrscheinlich kommt es auf den Typ Frau an. Es gibt Frauen, die während der ganzen Schwangerschaft mit massiven seelischen Problemen und Konflikten zu kämpfen haben und dennoch ihr Baby keinen Tag zu früh bekommen. Und es gibt Frauen, die eine ausgesprochen glückliche und fast sorgenfreie Zeit während der Schwangerschaft hatten und denen es trotzdem nicht vergönnt ist, ihr Baby lange genug im Bauch zu behalten.

TYPISCHE ÄNGSTE VON SCHWANGEREN: Manche Frauenärzte sind der Auffassung, daß eine hohe Wehenbereitschaft mit dem Gefühl einer Frau zusammenhängt, ihr wachse durch die Schwangerschaft alles über den Kopf. Das können die Aufgaben zu Hause in der Familie oder im Beruf sein, das kann eine schwierige Partnerschaft sein und/oder das Gefühl, mit allen Pflichten allein gelassen zu werden. Auch eine überdurchschnittlich große Angst vor der Geburt kann dahinterstecken.

Behalten Sie sich selbst im Auge und fragen Sie sich von Zeit zu Zeit kritisch, ob Sie mit dem Leben, das Sie jetzt führen, zufrieden sind. Nach der Geburt eines Kindes – egal, ob termingerecht oder nicht – wird der Alltag niemals leichter, sondern immer erst einmal deutlich schwerer. Wenn Sie schon jetzt manchmal fürchten, an all den Anforderungen, die das Leben an Sie stellt, zu ersticken, sollten Sie behutsam versuchen, daran etwas zu ändern.

Es gibt viele lesenswerte und hilfreiche Bücher zu diesem Themenkomplex wie etwa das von Elmar Hatzelmann: »Keine Macht dem Streß« oder das von Vernon Coleman »Befreien Sie sich aus der Streßfalle«.

Fühlen Sie sich in
Ihren Bauch ein...

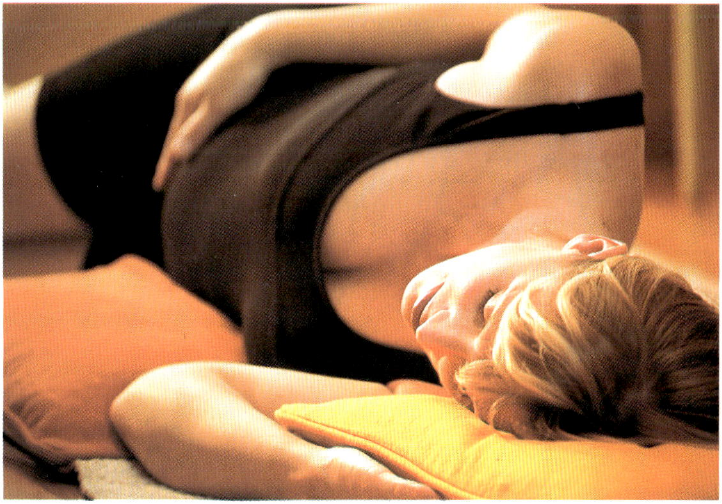

Die Hamburger Frauenärztin Dr. Christine Schulz-Züllich lehrt ihre Patientinnen, sobald sie die Gebärmutter tasten können, zu erkennen, wie sich Wehen anfühlen (die ja nicht unbedingt weh tun müssen!). Die Frauen entwickeln mit der Zeit ein Gespür dafür, nach

Mal ehrlich: Wie leicht lassen Sie sich stressen?

welchen Anstrengungen ihr Bauch hart wird. Außerdem wird ihnen eingeschärft, die Wehen zu zählen. Sind es mehr als 15 am Tag oder mehr als fünf in einer Stunde, sollen die Frauen unverzüglich in die Sprechstunde kommen. Dann versucht Dr. Schulz-Züllich gemeinsam mit der Schwangeren zu klären, wie sie Belastungen vermeiden oder Konflikten entweder vorerst aus dem Weg gehen oder sie möglichst ohne große Aufregung lösen kann.

Nicht jede Frauenärztin und jeder Frauenarzt nimmt sich so viel Zeit für seine Patientinnen. Sprechen Sie sich offen bei einer guten Freundin aus, wenn Sie sich belastet fühlen. Wenden Sie sich an eine Hebamme, die Geburtsvorbereitung anbietet, und belegen Sie einen Kurs (auch wenn Sie noch eine Weile Zeit bis zur Geburt haben). Hebammen kennen Entspannungsübungen gerade für Schwangere und bringen meist viel Verständnis und Einfühlungsvermögen für werdende Mütter auf.

Malen oder schreiben Sie sich Ihre Angst vor der zu frühen Geburt von der Seele!

KREATIVITÄT CONTRA STRESS. In einigen Kliniken läßt man Frauen, die zu vorzeitigen Wehen neigen, malen. Manchen werdenden Müttern kann es helfen, ihre Ängste und ihre Gefühle der Unzulänglichkeit durch Bilder auszudrücken. Für andere ist es leichter, sich alle belastenden Gedanken einmal von der Seele zu schreiben. Auch wenn man weder Malen noch Schreiben in Ihrer Klinik als Therapiemöglichkeit einsetzt, sollten Sie einmal darüber nachdenken, ob Sie nicht auf so einem Weg mehr Gelassenheit und Zuversicht gewinnen könnten.

»Was hab' ich nur falsch gemacht?«

Steht fest, daß eine Frühgeburt nicht mehr zu verhindern ist, bricht für viele Eltern eine Welt zusammen. Vor allem Mütter fragen sich, was sie falsch gemacht haben könnten, daß nun die Schwangerschaft vorzeitig zu Ende geht. Gar nicht so selten schüren die verunsicherten und beunruhigten Väter aufkeimende Schuldgefühle auch noch.

Männer neigen mehr als Frauen dazu, für jedes Problem eine Lösung anbieten zu wollen, aber auch jedes Problem sogleich hinsichtlich seiner möglichen Ursachen zu analysieren. Das führt mitunter dazu, daß sie ihren Frauen Vorwürfe machen. Sie hätten die schweren Einkaufstaschen nicht mehr schleppen oder sich beim Fensterputzen nicht mehr strecken dürfen. Oder sie hätten keine Gymnastik mehr machen, nicht mehr Autofahren und nicht mehr Fernsehen dürfen…

Die Faktoren, die eine Frühgeburt begünstigen können, sind ganz andere:

- Die Frau ist unter 18 oder über 38 Jahre alt.
- Die Frau hat starkes Übergewicht/Diabetes/Asthma/Blutarmut/Blutdruckprobleme/Störungen der Nierenfunktion (z. B. häufige Nierenbeckenentzündungen).
- Die Frau hatte schon mehrere Frühgeburten und/oder Abgänge und/oder einen Schwangerschaftsabbruch.
- Die Frau hat Fehlbildungen an der Gebärmutter, hat Unterleibsoperationen hinter sich oder eine Gebärmutterhalsschwäche (was dazu führt, daß die Gebärmutter – sofern man sie nicht künstlich verschließt – zu früh aufgeht; siehe dazu auch S. 27).
- Der Hormonhaushalt ist gestört, was von ärztlicher Seite nicht rechtzeitig erkannt wurde (oder nicht erkannt werden konnte, weil sich die werdende Mutter nicht regelmäßig untersuchen ließ).
- Die Frau leidet unter einem Magnesiummangel.
- Die Frau hat eine Scheideninfektion (siehe dazu auch S. 21).
- Die Frau ernährt sich *extrem* einseitig (wie das fast nur bei Suchtkranken vorkommt!).
- Die Frau raucht mehr als fünf Zigaretten pro Tag.
- Die Frau trinkt regelmäßig Alkohol.

»Schuld« an der Frühgeburt – das gibt es nicht!

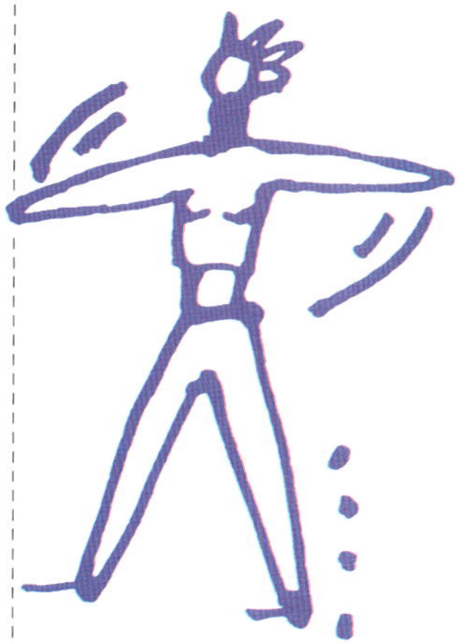

Worauf werdende Mütter unbedingt verzichten sollten: Nikotin und Alkohol

SONDERFALL MEHRLINGE. Müssen sich zwei oder mehr Babys den Platz in der Gebärmutter teilen, kommt es fast zwangsläufig zu einer früheren Geburt (nicht unbedingt zu einer Frühgeburt!). Außerdem kann es in solchen Fällen eher passieren, daß die Plazenta (bzw. die Plazenten) die Ungeborenen nicht mehr ausreichend ernähren kann/können und man deshalb eine frühere Geburt einleiten muß.

Frauen, die ihr Baby allein erziehen werden und für ihren Lebensunterhalt sorgen müssen, sind (statistisch betrachtet!) stärker gefährdet, eine Frühgeburt zu erleiden. Dasselbe gilt für Frauen, die mit ihrem Partner (ob verheiratet oder nicht) schwerwiegende Konflikte haben oder die aus anderen Gründen unter starkem seelischen Streß stehen.

Manche Streßquellen lassen sich ganz leicht ausschalten

Zu starken Streß kann aber auch beispielsweise eine weite Reise, womöglich noch mit deutlicher Klimaveränderung, mit sich bringen. Auch der Aufenthalt in Höhen über 2000 Meter (zunehmend sauerstoffärmere Luft) bekommt nicht jeder Schwangeren gut. Extremsportarten wie Drachenfliegen, Fallschirmspringen, Free-Climbing, Tauchen oder gar Bungee-Jumping müssen wohl nicht unbedingt während einer Schwangerschaft ausgeübt werden.

FRÜHZEITIG UND REGELMÄSSIG ZUR VORSORGE!

Die Statistik zeigt, daß die werdenden Mütter, die schon in den ersten Schwangerschaftswochen den Frauenarzt aufgesucht haben und somit ihre Vorsorgeuntersuchungen begonnen und diese regelmäßig haben durchführen lassen, deutlich seltener ein zu frühes Ende ihrer Schwangerschaft erleben müssen.

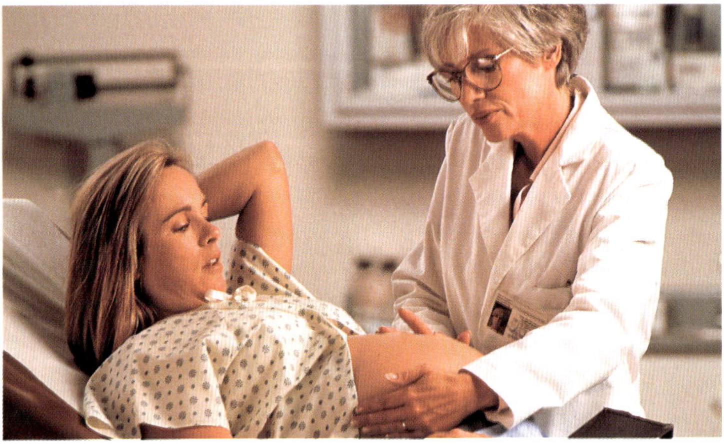

Um Mißverständnissen vorzubeugen: Es gibt Frauen, die sich während der Schwangerschaft in keiner Weise schonen, die sich mit großen seelischen Belastungen herumschlagen, die gar rauchen und öfter mal ein Gläschen zuviel trinken – und dennoch ihr Baby nicht vor dem errechneten Termin bekommen. Es gibt eben selten im Leben diese glasklare 1 : 1-Gesetzmäßigkeit, die besagt: Wenn du dich so verhältst, dann tritt garantiert folgendes ein…

So kann es auch bei Frauen zu Frühgeburten kommen, auf die nicht ein einziger der obengenannten Risikofaktoren zutrifft. Erstaunlicherweise sind sie sogar in der Mehrheit! Bei ihnen finden die Ärzte nichts, worauf man die Frühgeburt zurückführen könnte. Es sind schicksalhafte Ereignisse, und es ist seelische Energieverschwendung, sich den Kopf darüber zu zerbrechen, was letztlich der Auslöser der Frühgeburt war.

Die meisten Frühgeburten ereignen sich schicksalhaft – ohne auch nur eine medizinische Erklärung

Sollten sich der Mutter eines Frühgeborenen immer wieder Schuldgefühle und zermürbende Fragen aufdrängen, derer sie sich nicht zu erwehren weiß, ist es eine Überlegung wert, psychologische Unterstützung und Gespräche in Anspruch zu nehmen. Oft kann man schon in wenigen Sitzungen herausfinden, welche (vielleicht lange zurückliegenden) Konflikte dieses selbstzerstörerische Verhalten erzwingen. In der Regel liegt es in der Kindheits- und Lebensgeschichte der Frau begründet, daß sie sich für alles verantwortlich und bei Mißgeschicken schuldig fühlt.

Welche Rolle spielen Scheideninfektionen?

Infektionen innerhalb der Fruchtblase, also »ganz nah« am Baby, sind fast immer ein Anlaß, die Geburt einzuleiten bzw. nicht länger aufzuhalten. Ob Scheideninfektionen eine zu frühe Geburt begünstigen, war lange Zeit umstritten. Mittlerweile vertreten immer mehr Experten die Auffassung, daß bei einem relativ hohen Prozentsatz von Frühgeburten Vaginosen (= bakterielle Infektionen der Scheide) eine entscheidende (aber eben nicht die einzige!) Rolle spielen.

Die Scheide ist immer von Bakterien besiedelt, und das muß so sein. Hat eine Frau beispielsweise eine Antibiotika-Therapie hinter sich (sagen wir: wegen einer eitrigen Mandelentzündung), kann es ihr passieren, daß sie einen Scheidenpilz bekommt. Den »guten« Bakteri-

Bei vielen Frühgeburten scheinen Infektionen eine gewisse Rolle zu spielen

en in der Scheide ist durch die Antibiotika der Garaus gemacht worden, so daß Pilze ein leichtes Spiel hatten, sich niederzulassen und kräftig zu vermehren.

Was Infektionen begünstigt: Alkohol, Nikotin und Streß

Aber auch die »guten« Bakterien können sich in einem Ausmaß vermehren, das dem Gewebe, auf dem sie siedeln, nicht mehr zuträglich ist. Das kann unter anderem durch einen veränderten Hormonhaushalt begünstigt werden, der während einer Schwangerschaft ja normal ist. Hat eine werdende Mutter ein geschwächtes Abwehrsystem, etwa weil sie raucht, Alkohol trinkt, körperlich und/oder seelisch gestreßt ist, stoßen aber auch Krankheitserreger wie Trichomonaden, Staphylokokken, Hefepilze oder Chlamydien nur auf wenige Hindernisse, die ihrer Vermehrung und ihrer Ausbreitung über die Scheide hinaus bis in die Gebärmutter im Wege stehen würden.

Die Erreger scheiden eine wehenfördernde Substanz aus

Nicht die Krankheitserreger selbst sind die Gefahr, sondern ihre Ausscheidungen bzw. Stoffwechselprodukte. Die regen die Produktion und Ausschüttung eines Gewebshormons namens Prostaglandin

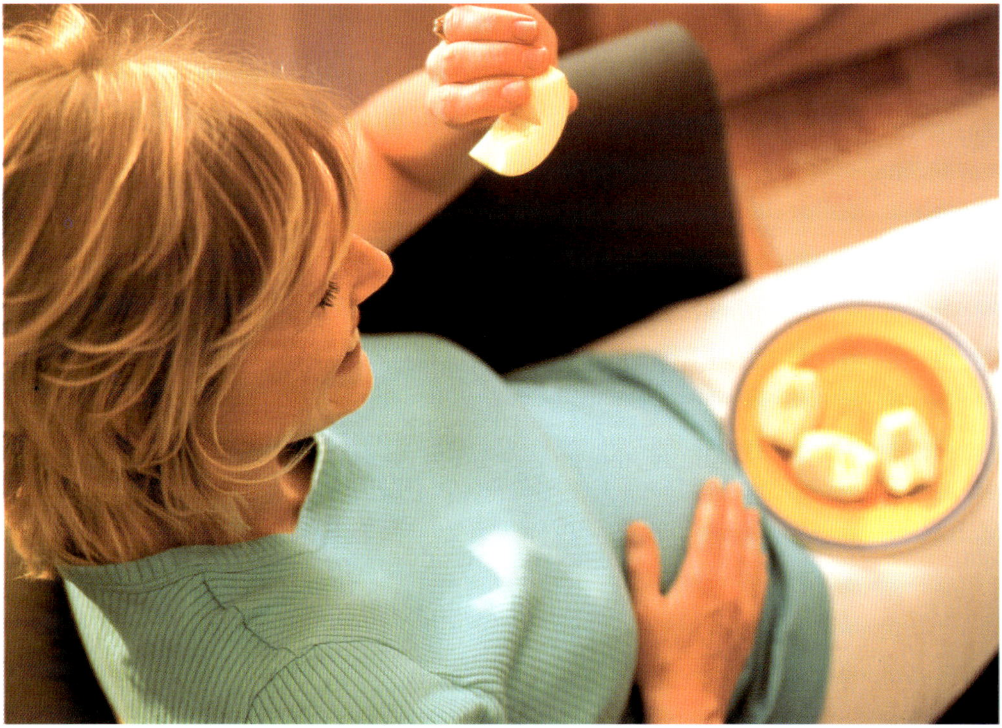

an. Dieses Hormon wirkt wehenfördernd und kann offenbar auch einen Blasensprung hervorrufen.

Hat eine Frau schon einmal eine Frühgeburt erlitten, ohne daß man einen konkreten Auslöser dafür dingfest machen konnte, wird bei einer weiteren Schwangerschaft auch ihr Scheidenmilieu überwacht. Das tut nicht weh. In der Praxis des Frauenarztes wird dies meist mit einer Elektrode gemessen. In Apotheken kann man sich auch Lackmus-Papierstreifen besorgen. Auf einer beiliegenden Farbskala läßt sich erkennen, ob das mit Scheidensekret benetzte Papier ausreichend sauer ist (zwischen pH 3,5 und pH 4,5), um Erregern Paroli zu bieten.

Ist dies nicht der Fall, kann man das Scheidenmilieu mit Milchsäurezäpfchen wieder in die saure Richtung verschieben. Dies sollte man selbstverständlich nicht auf eigene Faust tun, sondern stets die Frauenärztin oder den Frauenarzt konsultieren. Sie oder er entscheidet auch, ob man hartnäckigen Erregern mit einer Antibiotika-Therapie zu Leibe rücken muß.

Eine gesunde, abwehrstarke Scheide ist »sauer«

ZUR SELBSTUNTERSUCHUNG des Scheidenmilieus gibt es in der Apotheke Handschuhe mit eingearbeitetem Teststreifen. Wie um einen Tampon einzuführen, wird ein behandschuhter Finger in die Scheide eingeführt. Anschließend kann man auf einer Farbskala vergleichen, ob die am Handschuh deutlich gewordene Verfärbung ein ungünstiges Scheidenmilieu verrät. (CarePlan; rezeptfrei, 20 Stück ca. 30 Mark)

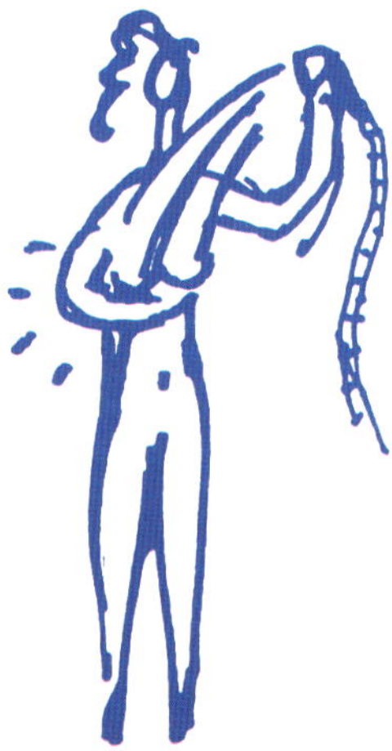

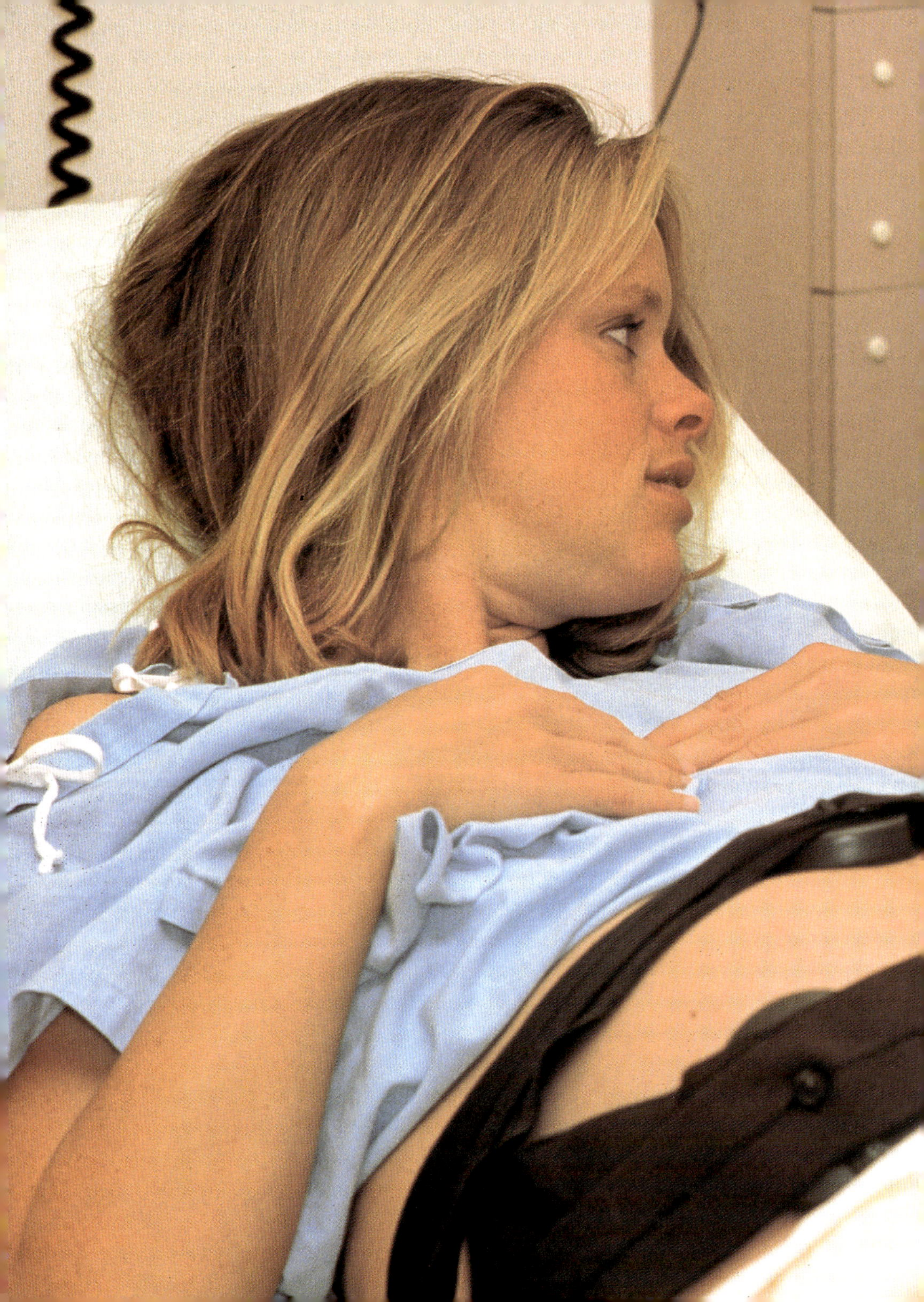

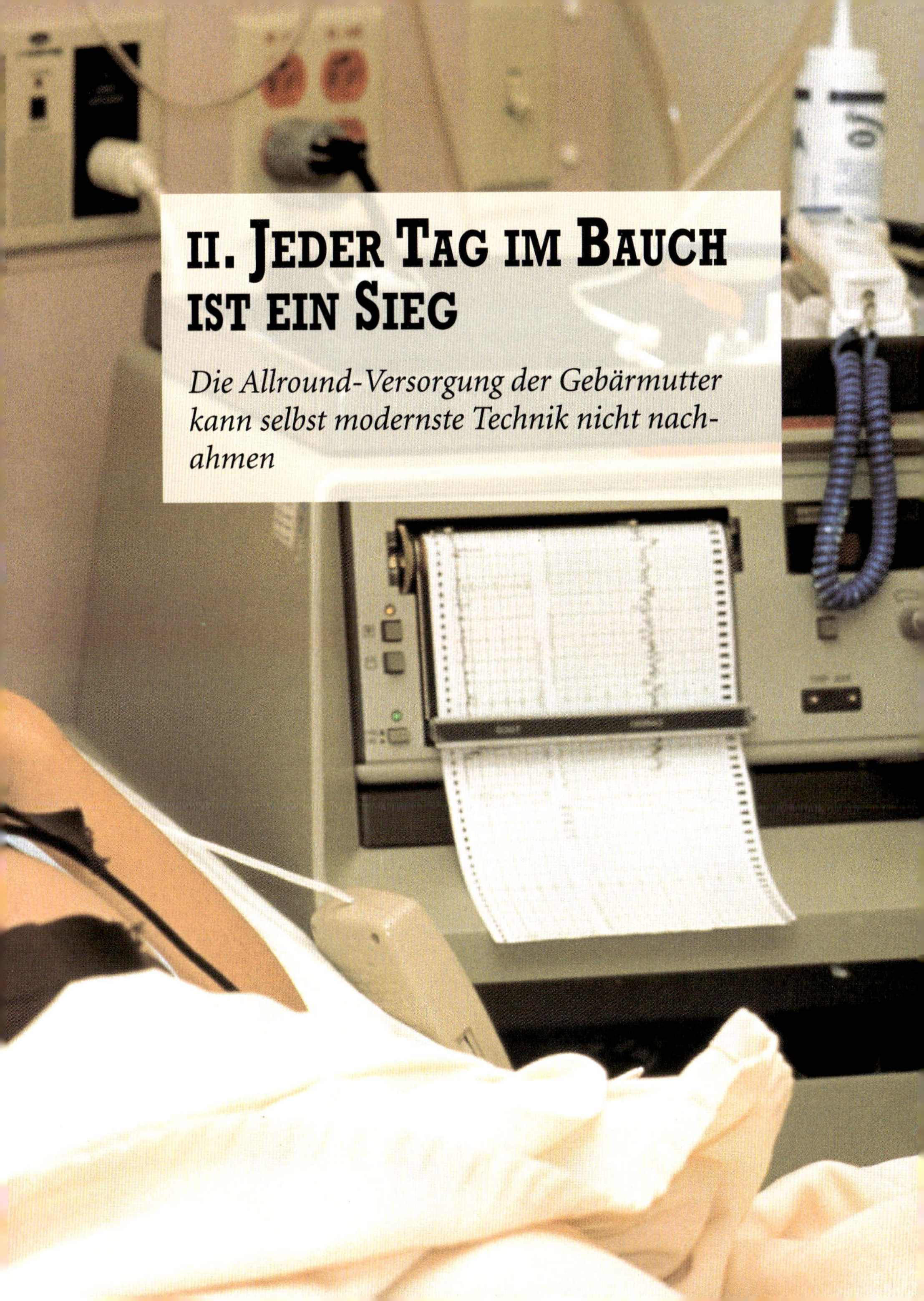

II. Jeder Tag im Bauch ist ein Sieg

Die Allround-Versorgung der Gebärmutter kann selbst modernste Technik nicht nachahmen

Wer sich noch nie mit dem Thema Frühgeburt beschäftigt hat, kann sich vielleicht nicht vorstellen, daß man eine zu frühe Geburt oft einfach nicht aufhalten kann. Die Gebärmutter kann man doch zunähen, denken sie. Oder: Die Wehen muß man doch mit Medikamenten stoppen können. Und warum kann man im Zeitalter von Gentechnologie und Organtransplantationen verlorenes Fruchtwasser nicht ersetzen?

Wunder kann die Medizin auch heute noch nicht vollbringen

Es gibt eben doch noch ganz viele Geheimnisse um dieses Wunder der Schwangerschaft und Geburt. Und längst nicht alles, was man bis in sämtliche Einzelheiten wissenschaftlich erklären kann, läßt sich medizintechnologisch nachahmen.

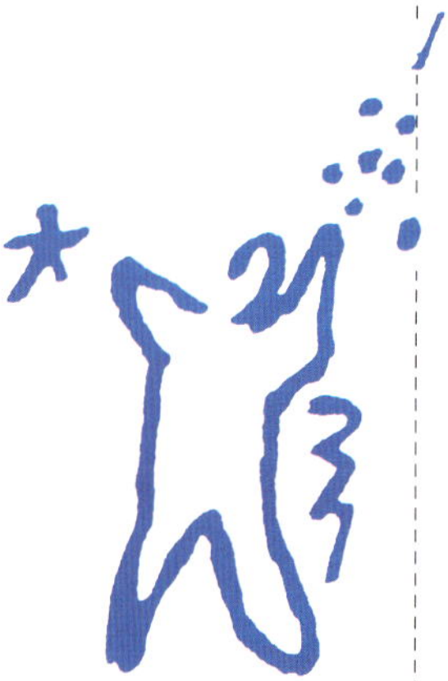

Möglichkeiten, die Geburt aufzuschieben

Das soll nun nicht heißen, daß man gar nichts tun kann, wenn ein Baby lange vor dem errechneten Termin auf die Welt zu kommen droht (kein Baby »möchte« zu früh kommen, wie man das manchmal hört…). Vor allem vor der 32. Schwangerschaftswoche setzen die Ärzte alles daran, die Geburt aufzuschieben. Jeder Tag, den das Kind in der Gebärmutter bleibt, ist ein gewonnener Tag.

Was kann der Arzt tun, um eine Frühgeburt aufzuhalten?

Liegen für das Baby – oft hilft's!

- Der werdenden Mutter wird strikte Bettruhe verordnet. Zusätzlich kann sie beruhigende Medikamente bekommen. Man kennt heute Präparate, die dem Baby nicht schaden.
- Die werdende Mutter muß liegen und bekommt Beruhigungsmittel und Wehenhemmer, die vorzugsweise per Infusion in die Vene geleitet werden. Zwar gibt es diese Medikamente auch in Tablettenform, aber viele Spezialisten halten deren Wirksamkeit für nicht optimal. Die Behandlung mit Wehenhemmern findet in aller Regel unter stationärer Überwachung statt. Es muß ständig kontrolliert werden, ob die zugeführte Flüssigkeitsmenge auch wieder ausgeschieden wird. Ist dies nicht der Fall, liegt der Verdacht nahe, daß sich Wasser im Gewebe ansammelt. Das schadet dem Herzen der Mutter – und damit auch der Gesundheit des Babys.

Die Behandlung mit Wehenhemmern muß überwacht werden

- In ihrem Sinn nicht unumstritten, trotzdem hin und wieder praktiziert: Cerclage oder Muttermundsverschluß. Bei einer Cerclage wird durch einen ringförmig durch den Muskel des Gebärmutterhalses gelegten Faden eine künstliche Verengung des Gebärmutterhalses bewirkt. Bei einem Muttermundverschluß wird der Muttermund selbst mit einer Naht verschlossen (Methode nach Saling). Cerclage oder Muttermundsverschluß nimmt man nur vor, wenn die werdende Mutter schon einmal eine Früh- oder Fehlgeburt gehabt hat.

Cerclage: meist eine vorbeugende Maßnahme

Generell machen diese Methoden nur dann Sinn, wenn die Frühgeburt wegen des sich vorzeitig öffnenden Muttermundes droht. Manche Frauen haben offenbar eine Gewebeschwäche in diesem Bereich, so daß sich bei ihnen der Muttermund schon vor der 20. Woche zu öffnen beginnt. Die Gefahr dabei: Die Fruchtblase sinkt tiefer, platzt, und Fruchtwasser geht verloren. Doch nicht allein der Verlust des Fruchtwassers ist ungünstig für den weiteren Verlauf der Schwangerschaft, sondern auch die Tatsache, daß die Fruchtblase nun ein »Loch« hat, durch das Keime eindringen können.

Hatte sich der Muttermund bereits relativ weit geöffnet, muß die werdende Mutter auch nach der Cerclage stationär überwacht werden und strikte Bettruhe einhalten. Frauen, die wegen des sich zu früh

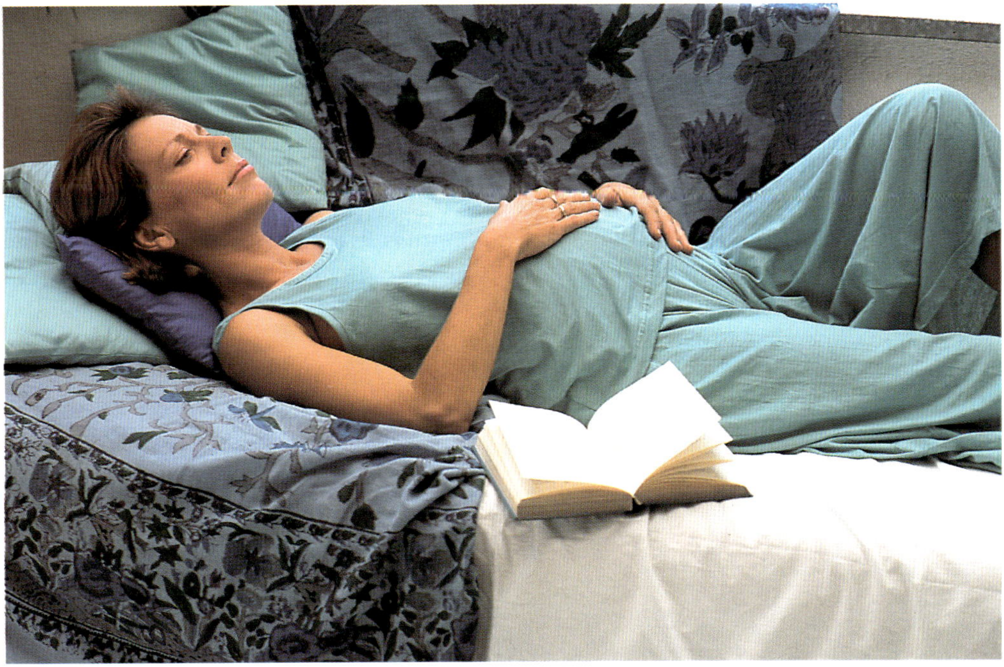

Körperliche Anstrengung ist trotz Cerclage tabu

öffenden Muttermunds schon einmal eine Frühgeburt erlitten haben, bekommen bei der nächsten Schwangerschaft meist vorsorglich eine solche Cerclage. Sie dürfen nach dem Eingriff fast immer wieder nach Hause, müssen sich aber schonen.

An manchen Kliniken wird der Muttermund mit einem gewebeverträglichen Klebstoff zugeklebt. Andere Ärzte wiederum haben mit einem Silikon-Kautschuk-Pessar, das über den Muttermund gestülpt wird, gute Erfahrungen gemacht. Wie gesagt: In Fachkreisen werden diese Möglichkeiten kontrovers diskutiert, und man muß als Laie oft die Methode akzeptieren, die in der jeweiligen Klinik praktiziert wird.

Pluspunkt: Die behandelnden Ärzte haben in der Regel gerade mit dieser Methode die meiste Erfahrung, und die kommt den Patientinnen zugute.

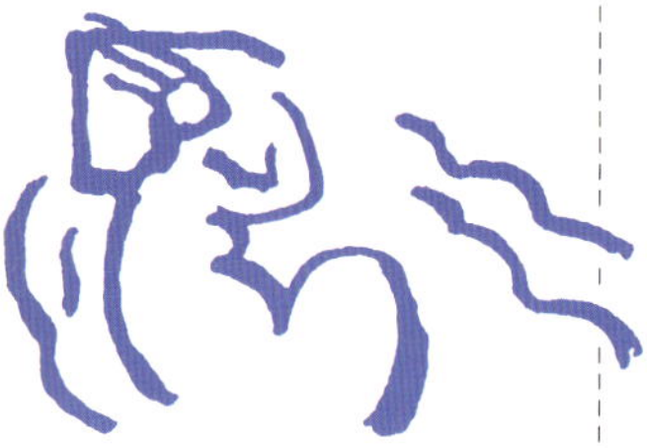

Wenn die Geburt nicht mehr aufzuhalten ist

Leider helfen vielen Müttern weder Wehenhemmer noch Cerclage – das Baby ist nicht mehr aufzuhalten. Alle Kinder, deren Geburt vor Ablauf der 34. Schwangerschaftswoche droht, brauchen dringend einen Reifungsschub für ihre Lungen. Für die selbständige Atmung sind die Lungen noch nicht gerüstet, denn normalerweise bekommen Babys bekanntlich bis zur Geburt den benötigten Sauerstoff über das Blut der Mutter, beziehungsweise sie »zapfen« ihn aus der Plazenta.

Spritzen für die Mutter lassen Babys Lunge schneller reifen

Muß nun mit der Geburt vor der 34. Schwangerschaftswoche gerechnet werden, wird man die Lungenreifung per Spritze forcieren. Diese Kortisonspritzen werden von den Müttern meist gut vertragen und haben auch keine unerwünschten Nebenwirkungen auf das Baby. Leider gelingt diese Lungenreifung »im Zeitraffer« nicht immer, so daß einige der Kinder Atemhilfen benötigen (siehe dazu auch S.62).

Dem zu früh geborenen Baby kann man in den ersten Stunden nach der Entbindung über einen Luftröhrenschlauch Surfactant (siehe S. 66) in die Atemwege leiten. Das Präparat verteilt sich in die Bronchien und über beide Lungenflügel. Diese Therapie kommt dem natürlichen Reifungsprozeß ziemlich nahe. Die Substanz kleidet blitzschnell jedes Lungenbläschen mit einem feinen Film aus, so daß ihr Zusammenfallen verhindert wird.

Oft Komplikationen bei künstlicher Beatmung? Völliger Unsinn!

Die zu frühe Umstellung vom Leben in der Gebärmutter auf das Leben im Brutkasten ist vor allem wegen der noch nicht ausgereiften Atemfähigkeiten des Babys ein Problem. Die künstliche Beatmung ist aber heute immer seltener mit Nebenwirkungen verbunden. An der Universitätsklinik Ulm erleiden nur 9 Prozent der Kinder nach Beatmung eine Veränderung an der Lunge.

DER EFFEKT DES LUNGENREIFUNGSMITTELS Surfactant wird den Eltern in der Universitätsklinik Ulm so verdeutlicht: Hat man in ein Spülbecken Wasser eingelassen, kann man durch rührende und schlagende Bewegungen einige Blasen und Bläschen entstehen lassen, die aber ganz rasch wieder zusammenfallen. Gibt man einige Spritzer Spülmittel hinzu, und setzt damit die Oberflächenspannung des Wassers herab, bleiben entstandene Bläschen lange Zeit stabil. So sorgt Surfactant dafür, daß die Lungenbläschen »standhaft« bleiben.

Die Geburt – so schonend wie möglich

Viele Frühchen können »normal« geboren werden

Wer wollte daran zweifeln: Das zarte Körperchen eines Frühgeborenen nimmt Schaden, wenn es durch den (besonders bei Erstgebärenden) engen Geburtskanal gedrückt wird. Vor allem die dünnen Blutgefäße des Gehirns könnten unter dem Druck platzen. Aus Sorge, dem kleinen Kind die Geburtsstrapazen nicht zumuten zu können, werden viele Frühgeborene mit einem Kaiserschnitt auf die Welt geholt. Doch es gibt bis heute keinen Beweis dafür, daß man durch die Schnittentbindung die gefürchteten Hirnblutungen zuverlässig verhindern kann.

In der Universitätsklinik Ulm macht man in 80 bis 90 Prozent der Fälle einen Kaiserschnitt, wenn ein Frühchen unter 1500 Gramm zu erwarten ist. In manchen anderen Kliniken werden nur 60 Prozent dieser Kinder per Schnittentbindung geholt. Es gibt keine Untersuchungen dazu, welche Geburtsart wirklich die bessere für Frühchen ist.

Je nach Klinik wird dieser Eingriff unter Vollnarkose oder Periduralanästhesie (im Volksmund: »Rückenmarksspritze«) gemacht. Der Arzt macht einen 10 bis 15 Zentimeter langen Schnitt durch die Schichten der Bauchdecke und hebt das Baby sehr vorsichtig und behutsam aus der Gebärmutter.

Eine Vollnarkose der Mutter hat für das Baby unter Umständen gewisse Nachteile, weil es kaum zu vermeiden ist, daß es via Plazenta auch etwas vom Narkosemittel abbekommt und somit etwas benommen zur Welt kommt.

Den Kaiserschnitt bewußt erleben – das ist nicht immer möglich und ratsam

Die weitaus schonendere Periduralanästhesie kann aber nicht immer eingesetzt werden, da man damit manchmal nur eine Körperseite der werdenden Mutter schmerzfrei bekommt. Außerdem fühlen sich manche Frauen durch die OP-Atmosphäre und die Geräusche während des Eingriffs so gestreßt, daß sie lieber schlafen möchten und dies auch (ohne schlechtes Gewissen) tun sollten. Denn eines muß man illusionslos sehen: Die Geburt eines Frühchens kann nicht diese enormen Glücksgefühle auslösen wie sie viele Mütter beschreiben, deren Kinder ausgereift zur Welt kommen. Die erste Begegnung zwischen Mutter und Baby, bei der das feucht-warme Kind auf den Bauch der frischgebackenen Mutter gelegt wird und dort meist auch eine Weile gehalten und liebkost werden darf, bleibt Müttern von Frühchen verwehrt.

Das Frühchen ist da: oft mehr Angst als Glücksgefühle

Aber es ist auch nicht so, daß bei der Geburt eines Frühchens alles steril und technisiert zugeht. Wenn die Mutter die Geburt bei Bewußtsein erleben konnte, wird sie ihr Baby sehen und an seiner Erstversorgung zumindest als Zuschauerin teilhaben können.

GLEICH NACH DER GEBURT wird das Baby dem wartenden Neonatologen (Spezialist für Reif- und Frühgeborene) übergeben, der es an dem sogenannten Reanimationsplatz untersucht und beobachtet, ob sich seine Lebensfunktionen stabilisieren.

In der Universitätsklinik Ulm und in vielen anderen Kliniken wird das Baby danach fast immer erst einmal seiner Mutter gezeigt. Manchmal muß das im Eiltempo vonstatten gehen. In der bedrohlich wirkenden Hektik könnten manche Eltern zwangsläufig den Eindruck gewinnen, es ginge um Leben und Tod. Dabei wollen sich Ärzte, Schwestern und Hebamme einfach nur beeilen, damit der Winzling nicht auskühlt und in einen Sauerstoffmangel gerät.

In einigen Fällen kann (oder muß) man das Baby durch den Geburtskanal leiten. Zum Beispiel, wenn es schon zu weit in Richtung »Ausgang« vorgedrungen ist oder wenn es ein »spätes«, also relativ reifes Frühchen ist. Allerdings werden die Ärzte auch hier versuchen, den Druck, den die Scheide auf das Baby ausübt, soweit wie möglich abzufangen. Das kann man mit einer Art Spekulum tun. Damit werden die Scheidenwände auseinandergehalten, so daß das Kleine fast ohne Mühe hindurchgleiten kann.

Für diesen Eingriff bekommen die meisten Mütter eine Periduralanästhesie. Ein Dammschnitt erleichtert dem Baby den Weg nach draußen. Übrigens hat die Geburt mit Hilfe eines Spekulums nichts mit einer Zangengeburt zu tun.

Den Weg durch die Scheide kann man dem Frühchen erleichtern

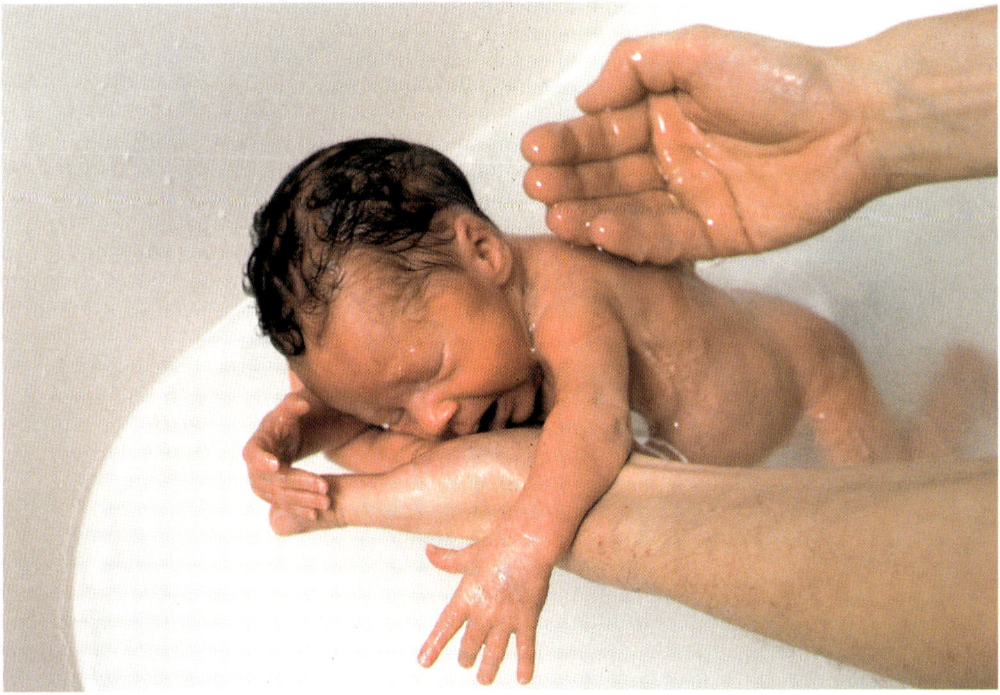

»Wo kommt mein Baby hin?«

Privatklinik oder Geburtshaus – nichts für Frühchen!

Erfahrene Ärzte können rechtzeitig absehen, ob ein Baby noch eine Weile »zu halten« ist oder ob man sich auf seine baldige Geburt einrichten muß. Per Ultraschall und anhand der Anzahl der »geschafften« Schwangerschaftswochen kann er das ungefähre Geburtsgewicht Ihres Kindes vorhersagen. Bei einem Geburtsgewicht von unter 1000 Gramm spricht man von einem Hochrisiko-Frühgeborenen.

Das bedeutet: Dieses Kind sollte nach der Geburt möglichst nicht transportiert werden. Gibt es in Wohnortnähe der Eltern ein Perinatalzentrum, eine Klinik also, in der sowohl die Entbindung stattfinden kann als auch eine Frühgeborenen-Intensivbetreuung möglich ist, kann man diese Forderung leicht erfüllen. Andernfalls wird man es so einzurichten versuchen, daß die werdende Mutter – mit Kind im Bauch – beizeiten in ein Perinatalzentrum gebracht wird, denn im Mutterleib wird so ein kleines Baby am schonendsten transportiert.

Auf der Frühgeborenen-Intensivstation muß ein Baby versorgt werden, das vor der 32. Schwangerschaftswoche auf die Welt kommt.

Babys, die länger im Mutterleib bleiben konnten, brauchen oft keine so intensive Überwachung und Therapie. Zwar werden die meisten von ihnen auch in eine Kinderklinik gebracht, aber manchen genügt das Wärmebettchen und eine weniger engmaschige Betreuung.

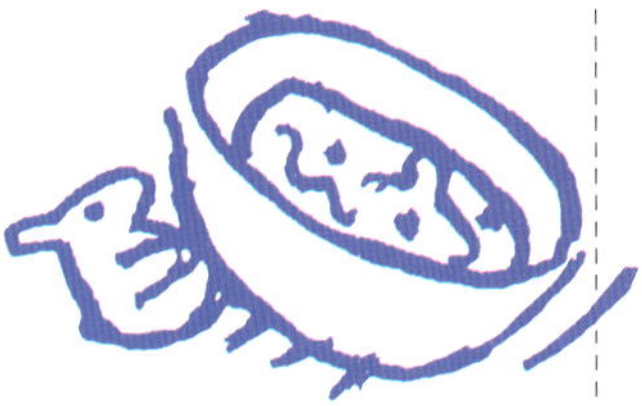

»Muß mein Baby viele Untersuchungen ertragen?«

Ein Frühchen wird besonders vorsichtig behandelt

Die Vorstellung, daß diesem Kind, das zu früh auf die Welt geschubst worden ist, unangenehme oder gar schmerzhafte Untersuchungen schon in seinen ersten Lebensstunden und -tagen zugemutet werden, ist für die meisten Eltern kaum zu ertragen.

Doch heute gehen Ärzte und Schwestern so behutsam wie möglich mit den kleinen Wesen um. Zuerst werden – wie bei jedem Neugeborenen nach der Abnabelung – die Atemwege abgesaugt und dann – völlig schmerzfrei – die Apgar-Werte bestimmt: Lebensfrische, Hautfarbe, Atemtätigkeit, Herzfrequenz, Muskelspannung und Reflexe. Sämtliche Faktoren sieht man sich eine Minute, fünf Minuten und zehn Minuten nach der Geburt an und bewertet sie nach einem Zehn-Punkte-Schema. Die Traumnote 10 kann kein Frühgeborenes erreichen, eben weil sein Organsystem für dieses Leben »draußen« noch nicht ganz gerüstet ist. Erreicht es zwischen fünf und sieben, wird es »aufmerksam beobachtet«. Erreicht es nur vier oder weniger Punkte, gilt sein Zustand als »kritisch«, und die Ärzte werden sich besonders um es bemühen.

Wenn ein Frühgeborenes nicht selbständig atmen kann, muß man ihm helfen. Die meisten Eltern wissen, daß ein Sauerstoffmangel sich schädigend auf das Zentralnervensystem auswirken kann. Nicht immer ist es allerdings nötig, ein Kind maschinell zu beatmen. Manchmal genügt es beispielsweise, daß ein dünner Kunststoffschlauch durch ein Nasenloch vorsichtig bis in den Rachen vorgeschoben wird, und das Baby ein Sauerstoff-Luftgemisch gleichsam »vor die Tür« geliefert bekommt. Man muß in diesem Fall mit dem Schläuchlein nicht durch die Stimmritze dringen, sondern bleibt davor.

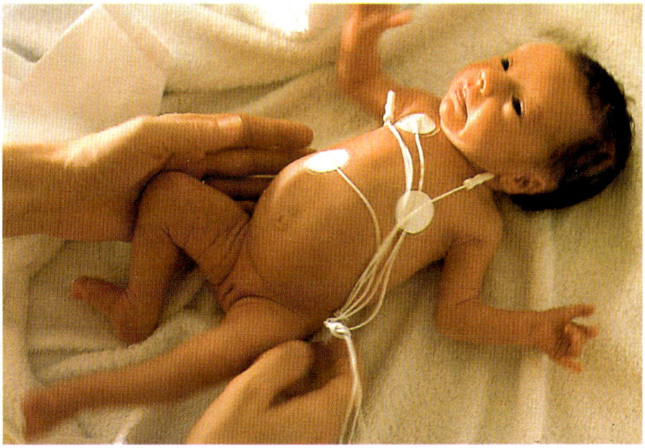

Oft gelingt es, das Baby zum Selber-Atmen zu motivieren

In der Universitätsklinik Ulm bekommen die Ärzte 60 Prozent aller Kinder unter 1000 Gramm auf diese Weise dazu, selbst zu atmen.

Das Vorschieben des Beatmungsschlauchs bis in die Luftröhre steht ganz am Ende der Bemühungen. Zu dieser Maßnahme greift man wirklich erst dann, wenn alle anderen Versuche, das Kind zum Selber-Atmen zu motivieren, gescheitert sind.

SCHMERZHAFTE UNTERSUCHUNGEN wie die Blutabnahme aus der Fußsohle sind heute größtenteils nicht mehr notwendig. Mit den Elektroden, die dem kleinen Menschenkind ähnlich wie beim EKG des Erwachsenen auf die Brust geklebt werden und/oder mit einer Art Klettverschluß (um einen Sensor zu halten) um das Füßchen, mißt man Blutgaswerte – gelangt ausreichend Sauerstoff ins Blut? – sowie Atmung und Herzfrequenz.

Häufige Blutabnahmen gehören der Vergangenheit an

Nur bei einer schweren Fehlbildung, die das Überleben des Baby gefährden könnte, muß sofort eine Operation durchgeführt werden.

Die Trauer über das Nicht-Erlebte

Lassen Sie sich Zeit, mit dem Erlebten fertig zu werden!

Eine werdende Mutter malt sich (meist gemeinsam mit ihrem Partner) immer wieder aus, wie es sein wird im Kreißsaal, wie sie mit den Geburtsschmerzen zurechtkommen wird. Sie fragt sich, ob sie schließlich doch Schmerzmittel verlangen und wie sie die Strapazen des Pressens überstehen wird. Vor allem aber erlebt sie in ihren Tagträumen den glücklichen Moment, in dem sie das Baby, das sie in sich spürt, endlich in den Armen halten, streicheln und zu ihm sprechen darf. Frauen, die bereits ein Kind geboren haben, wissen, daß wohl nichts auf der Welt dieses Glücksgefühl, das eine Mutter in diesen Momenten der ersten Begegnung mit ihrem Kind haben kann, auch nur annähernd ersetzen kann.

Wenn dann alles ganz anders kommt – die Sorge um das Kind, die Hektik in der Klinik, das Erwachen aus der Narkose, der Aufenthalt auf der Wöchnerinnen-Station, wo strahlende Mütter ihre Babys versorgen und neben sich am Bett stehen haben, dann ist das in der Tat nicht leicht zu bewältigen.

Jetzt ist der Partner gefordert!

Die meisten Männer können in dieser Situation ihren Frauen viel Gutes tun, vor allem, wenn die junge Mutter noch zu schwach ist, um ihr Baby zu besuchen. Oder wenn das Frühgeborene in eine andere Klinik verlegt werden mußte.

Jetzt sollten Väter Mut und Stärke zeigen

Selbstverständlich sind auch die Väter in Sorge um ihr Kind, doch sie haben nicht die Geburt hinter sich, sind deshalb jetzt psychisch stabiler. Daher hier ein Appell an die Väter:

- Erzählen Sie Ihrer Frau viel Schönes von Ihrem Kind (die süßen Fingerchen, die zaghaften Bewegungen, seine warme Haut). Sicher gäbe es jede Menge Sorgenvolles zu berichten, doch Sie sollten filtern.
- Bringen Sie Ihrer Frau so schnell wie möglich die Photos, die heute auf fast allen Frühgeborenen-Stationen von den Neuankömmlingen gemacht werden. Sollte dieser »Photo-Service« in der Klinik, in

der Sie untergebracht sind, noch nicht üblich sein, dann denken Sie selbst an den Photoapparat. Machen Sie (ohne Blitz!) Bilder mit einer Polaroidkamera oder lassen Sie sie möglichst per Expreß entwickeln. So kann Ihre Frau wenigstens durch das Bild ersten Kontakt aufnehmen und sich vielleicht ein Photo mit ein klein wenig Stolz auf den Nachttisch stellen.

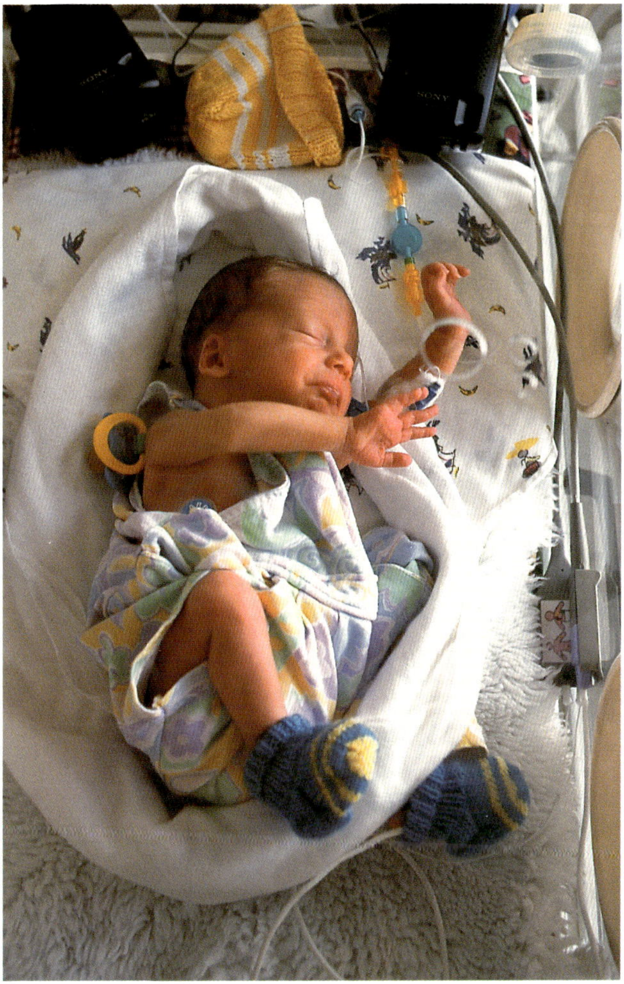

- Berichten Sie ihr, wie intensiv man sich in der Kinderklinik um Ihr Baby bemüht und wie liebevoll die Schwestern mit ihm umgehen.
- Wenn es Ihrem Baby schlecht geht, sollten Sie versuchen, Ihrer Frau gegenüber so zuversichtlich zu erscheinen, wie es Ihnen möglich ist. Es geht jetzt nicht darum, ganz ehrlich zueinander zu sein, sondern es geht darum, daß Ihre Frau erst wieder etwas stabiler werden muß, damit sie auch problematische Nachrichten verkraften kann.
- Sobald es die geburtshilfliche Station erlaubt, sollten Sie Ihre Frau zu Ihrem Kind begleiten bzw. fahren. Versuchen Sie, diesen Moment, in dem Sie zum ersten Mal gemeinsam an das Bettchen bzw. den Brutkasten Ihres Babys treten, etwas feierlich zu gestalten. Hatten Sie geplant, Ihrer Frau ein kleines Schmuckstück zur Geburt zu schenken? Es wäre doch schön, wenn Sie Ihr jetzt in diesem Augenblick eine Kette umlegen oder einen Ring anstecken. Wenn Sie Ihr Blumen überreichen wollten, ist hier nicht der richtige Ort. (Blühende) Pflanzen haben auf der Intensivstation wegen der Allergiegefahr nichts zu suchen.

Falls es Geschwister gibt – auch die brauchen jetzt den Papa!

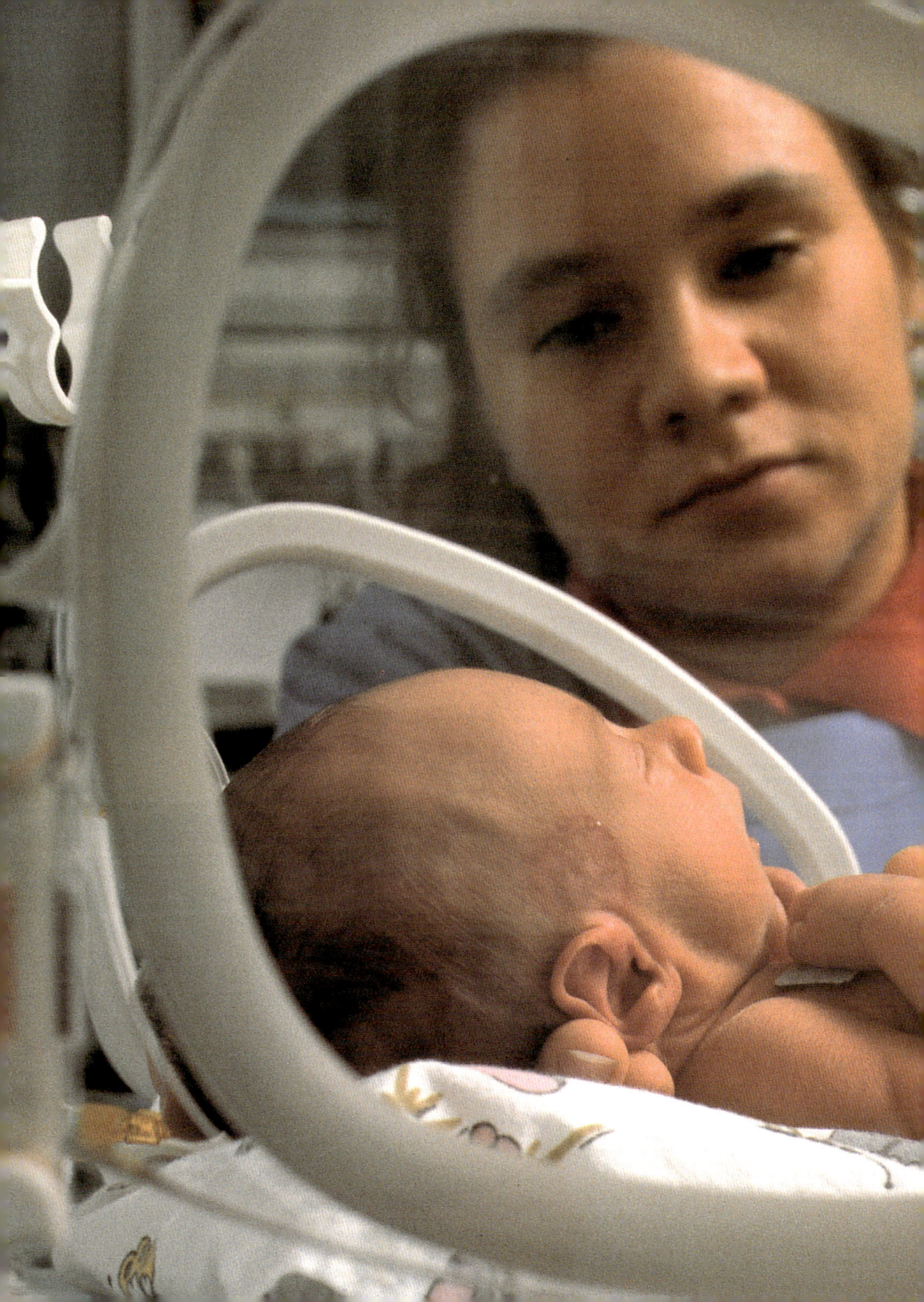

III. Der erste Besuch beim Baby

Den mitleiderregenden Anblick eines besonders kleinen Frühchens müssen die Eltern erst einmal verdauen

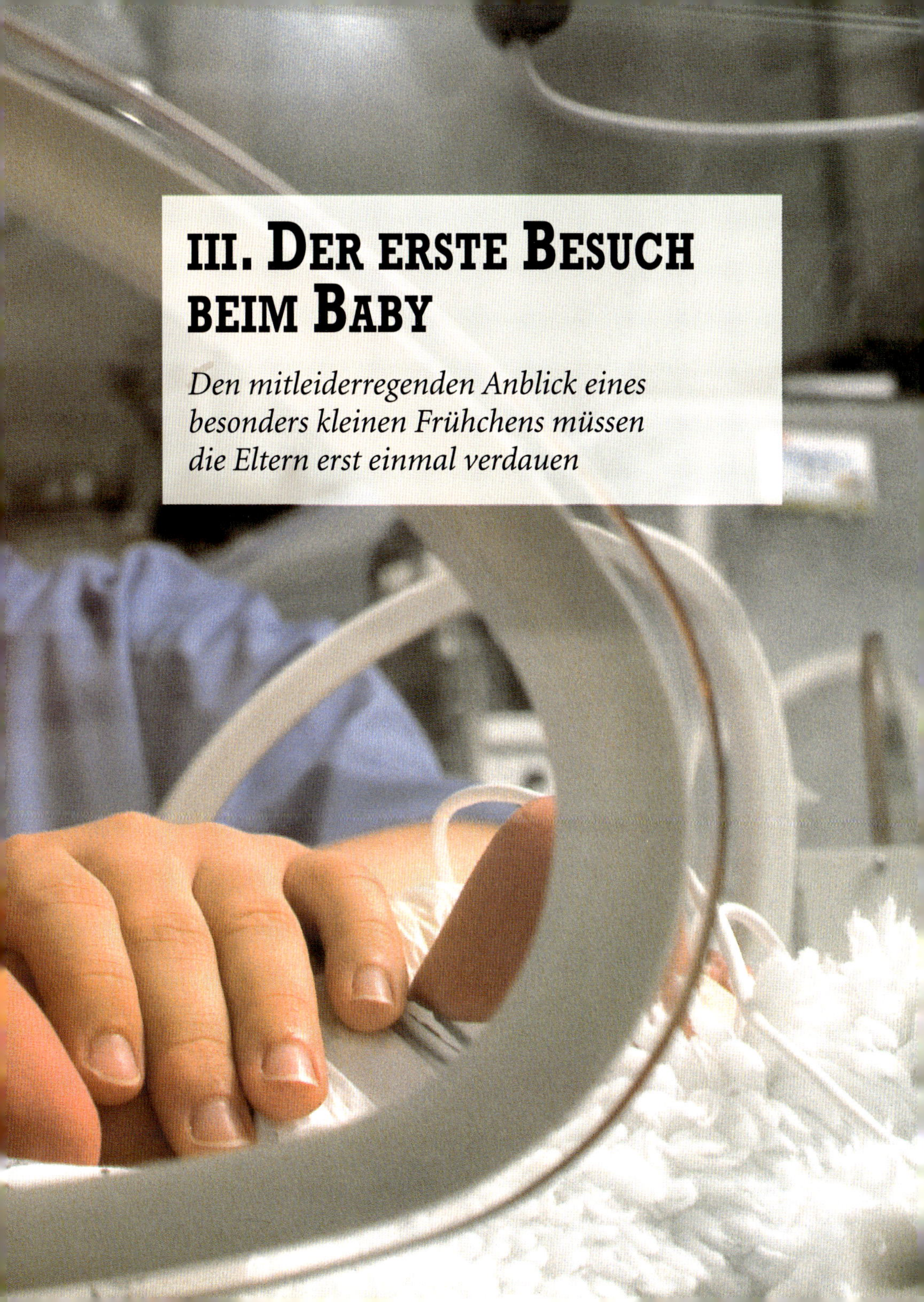

Viele Eltern fürchten sich vor dem ersten Anblick ihres Babys auf der Intensivstation. In Zeitschriften haben sie vielleicht schon mal Photos von Frühgeborenen gesehen, und sie erinnern sich an blinkende Monitore rings um den Brutkasten, an Elektroden auf dem zarten Körper, an überdimensioniert wirkende Schläuche in winzigen Nasenlöchern, die mit Heftpflaster gehalten werden.

Von zwiespältigen Gefühlen überwältigt

Nur Geduld: Auch ein zartes Vögelchen wird groß!

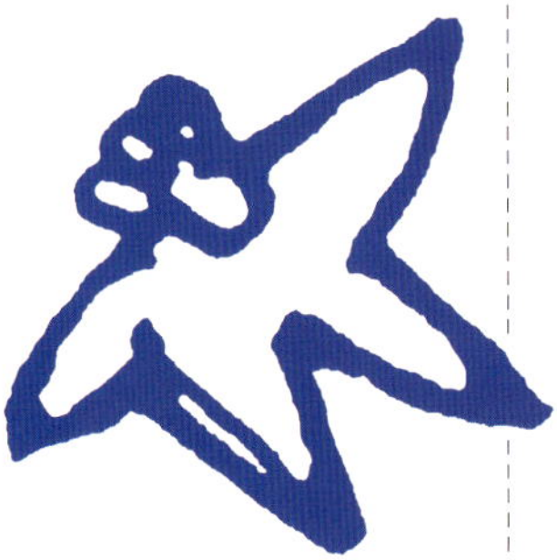

Als Ilona G. ihre Tochter Annelie zum ersten Mal auf der Intensivstation wiedersah, war sie ihr vollkommen fremd. Annelie war in der 26. Schwangerschaftswoche geboren worden. Ihre Mutter hatte vorzeitige Wehen und einen sich immer weiter öffnenden Muttermund. Annelie wog bei ihrer Geburt 780 Gramm. Nun lag sie da in ihrem Brutkasten, alle möglichen Kabel am Körper, und ihre Mutter traute sich anfangs gar nicht, sie zu berühren. Das lag nicht so sehr an der Angst, der Kleinen weh zu tun, sondern vor allem an einem massiven Schuld- und Versagensgefühl. Eine Entbindung muß auch seelisch vollzogen werden – dafür ist eine Mutter in der 26. Schwangerschaftswoche noch nicht reif. Annelies Mutter mußte, wie viele Mütter von Frühchen, gegen das Gefühl ankämpfen, dieses Baby gehöre gar nicht ihr. Erst mit Hilfe der Schwestern wagte Ilona G. erste Annäherungsversuche. Annelie konnte nach viermonatigem Krankenhausaufenthalt nach Hause entlassen werden und ist heute ein gesundes kleines Mädchen.

Mit den Bildern von winzigen, verkabelten Frühgeborenen vor Augen scheinen die Träume vom lachenden Dreijährigen auf der Schaukel oder vom properen Sechsjährigen mit der Schultüte zerborsten, unendlich weit weg. Gehen Sie trotzdem mit dem Bild eines gesunden, munteren Kindes zu Ihrem Baby! Längst nicht alle Frühchen sind verkabelt und mit Technik umstellt. Einen Schlauch in der Nase haben zum Beispiel nur ganz wenige Frühchen. Machen Sie sich selbst Mut und geben Sie Ihren Ängsten keine Macht!

Machen Sie sich Mut mit Zukunftsbildern!

Und selbst wenn Ihr Kind offenbar alle verfügbaren Versorgungsmöglichkeiten benötigt, wird es sich mit kleinen Schrittchen mehr und mehr von dieser medizinischen Hilfe und Überwachung lösen und irgendwann mit Ihnen nach Hause gehen. Dieses Bild, wie Sie Ihr Baby nach Hause tragen, sollten Sie sich immer wieder vor Augen führen. Das hilft dabei, sich Kraft zu holen für näherliegende Ziele:

Wann wird das Baby allein atmen können? Wann selbständig saugen? Wann aus dem Brutkasten dürfen?

INTENSIVSTATION – FRÜHER FÜR ELTERN TABU

Es ist noch gar nicht so viele Jahre her, da hatten Eltern auf den Frühgeborenen-Intensivstationen nichts zu suchen. Zu groß war die Angst der Ärzte und Schwestern, daß Mütter oder Väter Krankheitserreger einschleppen könnten – in der Tat eine tödliche Bedrohung für so winzige Menschenkinder.

Heute weiß man, daß die Ansteckungsgefahr durch Eltern oder Geschwister überschätzt worden ist. Und man weiß um die Bedeutung der elterlichen Nähe für die Frühchen. Für die Eltern war es früher eine Qual, nicht zu ihrem Baby zu dürfen. Besonders schlimm war die Situation natürlich für die Mütter und Väter, deren Kinder geringe Überlebenschancen hatten und schließlich allein gestorben sind.

Frühchen brauchen menschliche Wärme

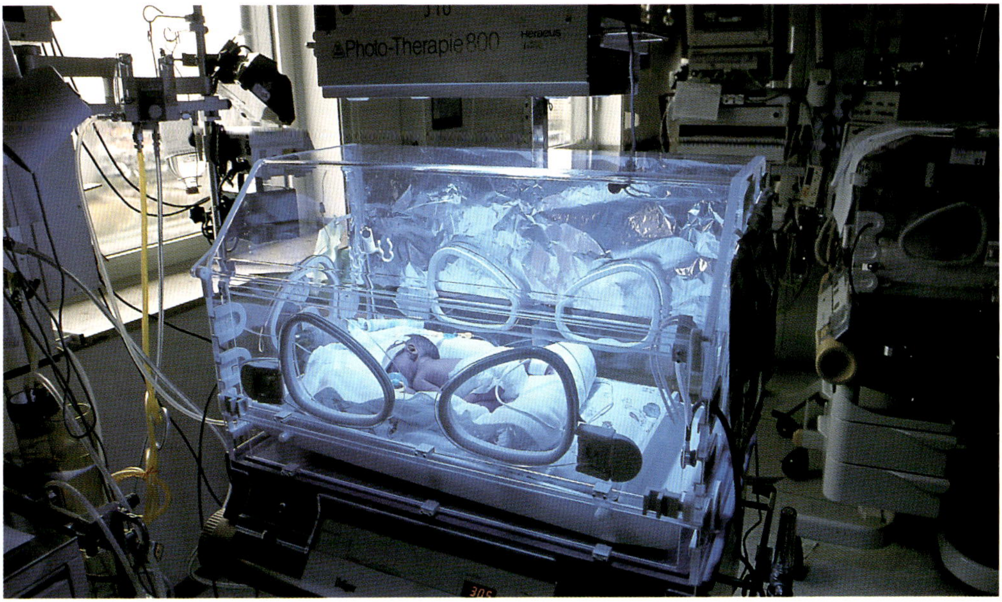

Durch die intensive Erforschung der Pränatalphase, der Zeit zwischen Zeugung und Geburt, weiß man heute, wie wichtig schon für so ein winziges Menschlein der Kontakt zu seiner Mama ist. Es kann noch nicht wie ein reifes Neugeborenes seinen Bedürfnissen durch kräftiges Schreien Ausdruck geben. Es kann auch seiner Mama noch nicht in die Augen schauen und dadurch einen innigen Kontakt herstellen, wie das ein termingeborenes Baby tut.

Wer zu früh geboren wurde, kann nur leise schreien...

Die sehr kleinen Frühchen sind darauf angewiesen, daß man ihr Wohlbefinden, aber auch ihre Not an den Überwachungsgeräten abliest. Auf diese Weise haben Frühgeborenen-Intensivmediziner aber auch festgestellt, wie gut diesen – manchmal nur zwei Handvoll großen – Wesen die warme Haut der Mutter tut. Auch der Vater ist gefragt, auch seine Stimme, seine warme Haut, seine liebkosenden Hände beruhigen das Baby, das nicht mehr in der Geborgenheit sein darf, die ihm eigentlich noch etliche Wochen »zustünde«.

Verständlicherweise überwinden auch die Eltern den Schock über die zu frühe Geburt rascher, wenn sie etwas tun können. Und wenn sie mit ihren Fragen nicht alleingelassen werden. Der Bundesverband »Das Frühgeborene Kind e.V.« (Adresse siehe Anhang) setzt sich dafür ein, daß jede Neugeborenen-Intensivstation eine psychologische Fachkraft beschäftigt (was mittlerweile mehr und mehr verwirklicht worden ist!), um die Eltern durch die ersten schwierigen Tage und Wochen zu begleiten.

Blocken Sie Gesprächsangebote nicht ab!

TRÖSTENDE UND ERMUTIGENDE GESPRÄCHE führen auch Schwestern, Ärztinnen und Ärzte. Die meisten von ihnen tun dies mit großem Engagement und mit viel Verständnis für die Eltern.

Kann man ein so zerbrechliches Wesen auf den Arm nehmen?

Berührung dringend erwünscht

Ein Kind, dessen Köpfchen bequem in eine Männerhand paßt, wagt man kaum anzufassen. Oft brauchen Mütter – und erst recht Väter – die Hilfe der Schwestern, wenn sie ihr Baby zum ersten Mal streicheln,

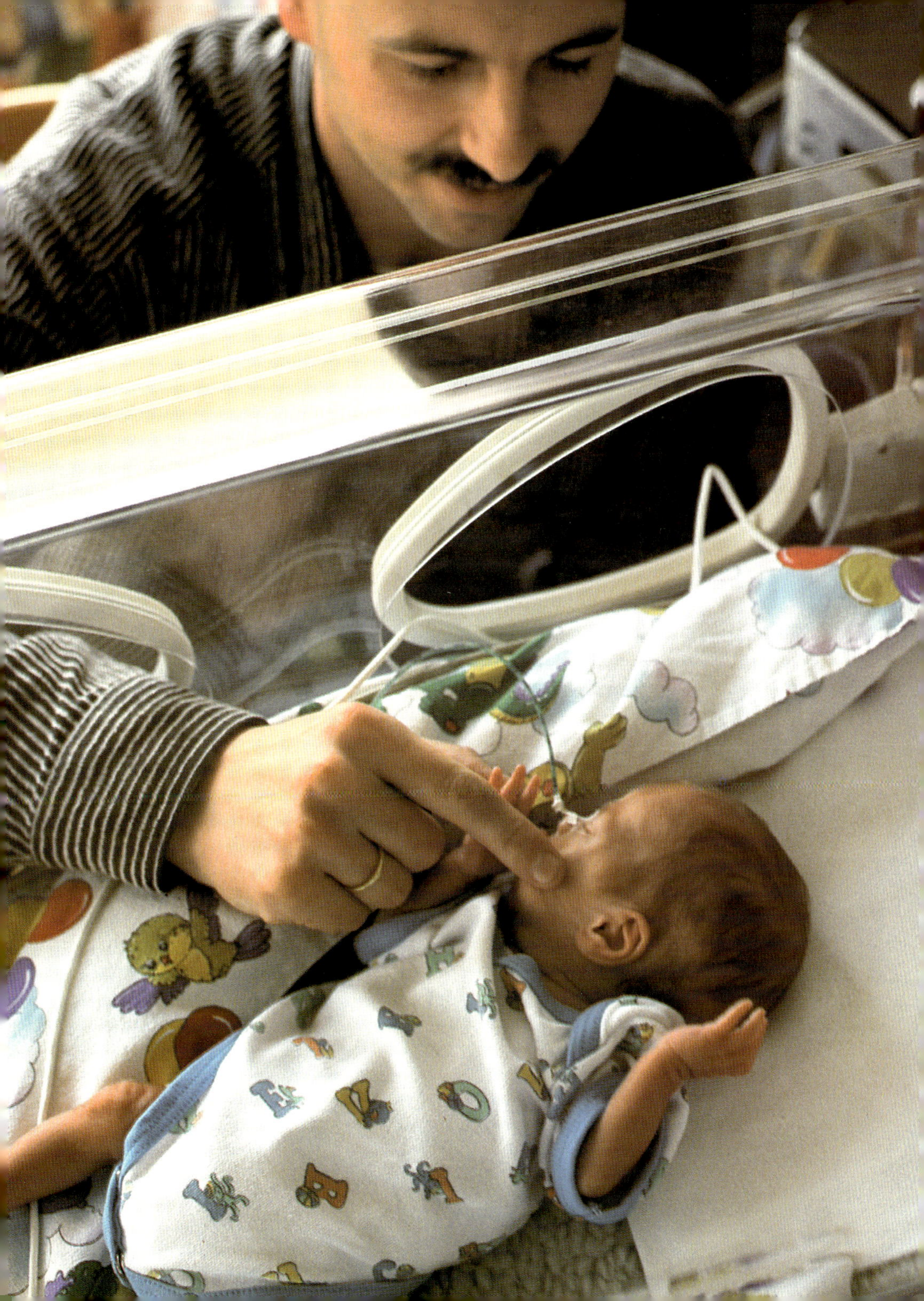

vielleicht sogar aus dem Brutkasten nehmen wollen. Auf den meisten Stationen sind die Schwestern und Ärzte bemüht, die Eltern so weit wie möglich in den Klinikablauf einzubeziehen. Ja, sie sind sogar auf die Eltern angewiesen, denn niemand kann das Frühchen besser liebkosen und fördern als seine Eltern.

Haben Sie deshalb keine Scheu, eine Schwester zu bitten, Ihnen »Handgriffe« zu zeigen, die Ihnen jetzt noch fremd sind (siehe auch S. 46ff.).

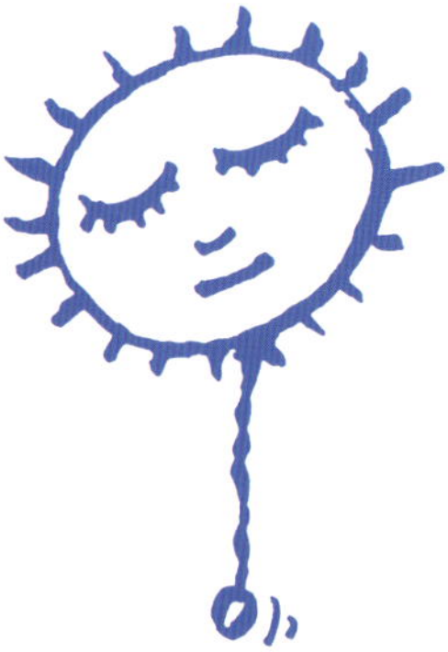

»Das soll mein Kind sein?«

»Warum können wir uns nicht freuen?«

Ärzte und Schwestern, die Eltern von Frühgeborenen betreuen, wissen, wie schwer sich besonders die betroffenen Mütter manchmal tun, mit ihrer Verunsicherung fertig zu werden. Eine termingerechte Geburt kann noch so anstrengend und schmerzhaft gewesen sein – in dem Moment, in dem die Mutter ihr Kind in die Arme schließen kann, hat sie meist alles vergessen. Das gesunde Neugeborene zu sehen und zu fühlen, entschädigt die meisten Frauen augenblicklich für die durchlittenen Qualen.

Schmerz, Angst und Enttäuschung machen sich anfangs oft breit

All das vermissen Mütter von Frühgeborenen, besonders die von sogenannten Sehr-Frühgeborenen (vor der 32. Schwangerschaftswoche). Häufig wurde ein Kaiserschnitt gemacht, und als die junge Mutter aus der Narkose erwachte, war ihr Baby längst auf der Neugeborenen-Intensivstation. Natürlich werden die meisten Eltern versuchen, »vernünftig« zu reagieren und sich sagen, daß für ihr Baby nun alles getan wird. Doch bekanntlich liegen zwischen Erkenntnissen und der Einsicht »mit dem Herzen« manchmal Welten.

Während eine Frau nach einer normalen Entbindung ihr Kind neben sich im Zimmer hat, es allein versorgen und über den Flur tragen oder schieben kann, muß die Frühchen-Mutter wegen der Operationsnarbe eventuell gestützt oder im Rollstuhl zu ihrem Baby gefahren werden. Und dann darf sie ihr Kind durch Plexiglaswände betrachten, wie es da – vielleicht noch ziemlich verkabelt – in seinem Brutkasten liegt. Es ticken Geräte, und immer wieder ertönen Signale, die alarmierend wirken, auch wenn sie manchmal einen ganz harmlosen Grund haben.

Verzeihen Sie es sich, wenn Sie Fremdheitsgefühle in sich spüren – »Das soll mein Baby sein?«. Und seien Sie nicht böse mit sich, wenn

Sie wegen der vielen Kabel und Schläuche Hemmungen haben, Ihr Baby zu streicheln. Sind Sie auch nicht zu streng mit sich, wenn Sie zunächst nicht wissen, wie Sie dieses zerbrechliche Körperchen anfassen sollen.

Die Liebe zu Ihrem Frühchen hatte nicht so viel Zeit zu wachsen, wie die Natur das sonst vorgesehen hat. Die meisten Mütter hatten auch ein anderes Bild von ihrem Kind, sie stellen es sich meist größer und kräftiger vor. Nun haben Sie ein Kind vor sich, das aussieht wie ein nacktes Vögelchen, das gerade aus dem Nest gefallen ist.

Soeben Mutter geworden – und doch fühlt man sich nicht wie eine »richtige« Mutter

Auch wenn Sie selbstverständlich schon mal Bilder von Frühgeborenen gesehen haben, war es für Sie wahrscheinlich nicht vorstellbar, daß auch Ihr Kind so aussehen würde. Die meisten Mütter stellen sich bereits in den Anfängen der Schwangerschaft nicht den kleinen »Wurm« vor, den sie im Bauch tragen, sondern das »fertige« Baby.

Egal, ob Früh- oder Termingeburt: Elternliebe kommt nicht über Nacht!

DIE NATUR HAT ES SO VORGESEHEN, daß wir das unfertige Kind normalerweise nicht zu Gesicht bekommen. Es ist sozusagen in einem verschlossenen Gefäß geborgen, zu dem niemand Zutritt hat. Die Ultraschall-Bilder, die heute alle Eltern von ihren Kindern betrachten können, ändern daran nicht viel, schließlich sind auf ihnen doch nur Umrisse zu erkennen.

Diese zwei Bilder – das vom »fertigen« Baby im Kopf und das vom winzigen, unreifen Baby im Brutkasten – müssen sich nun vereinen. Und das ist ein Prozeß, den Eltern für sich bewältigen müssen. Eine gewisse Hilfe kann dabei das Känguruhen (siehe auch S. 46) sein. Das Baby wird – wenn nötig mitsamt seinen Schläuchen – aus dem Brutkasten genommen und von der Mutter oder dem Vater möglichst auf ihre nackte Brust oder ihren Bauch gelegt. Vor allem den Müttern, die ihr Kind nicht die volle Zeit im Bauch haben durften, gibt dieser Körperkontakt Trost. Es ist, als wäre das Känguruhen wieder wie ein Stück Schwanger-Sein. Dadurch verbindet sich das Bild des Babys im Brutkasten besser und leichter mit dem Bild, das die Eltern ursprünglich von ihrem ausgereiften Baby hatten.

Körperkontakt mit dem Baby tröstet auch die Mutter

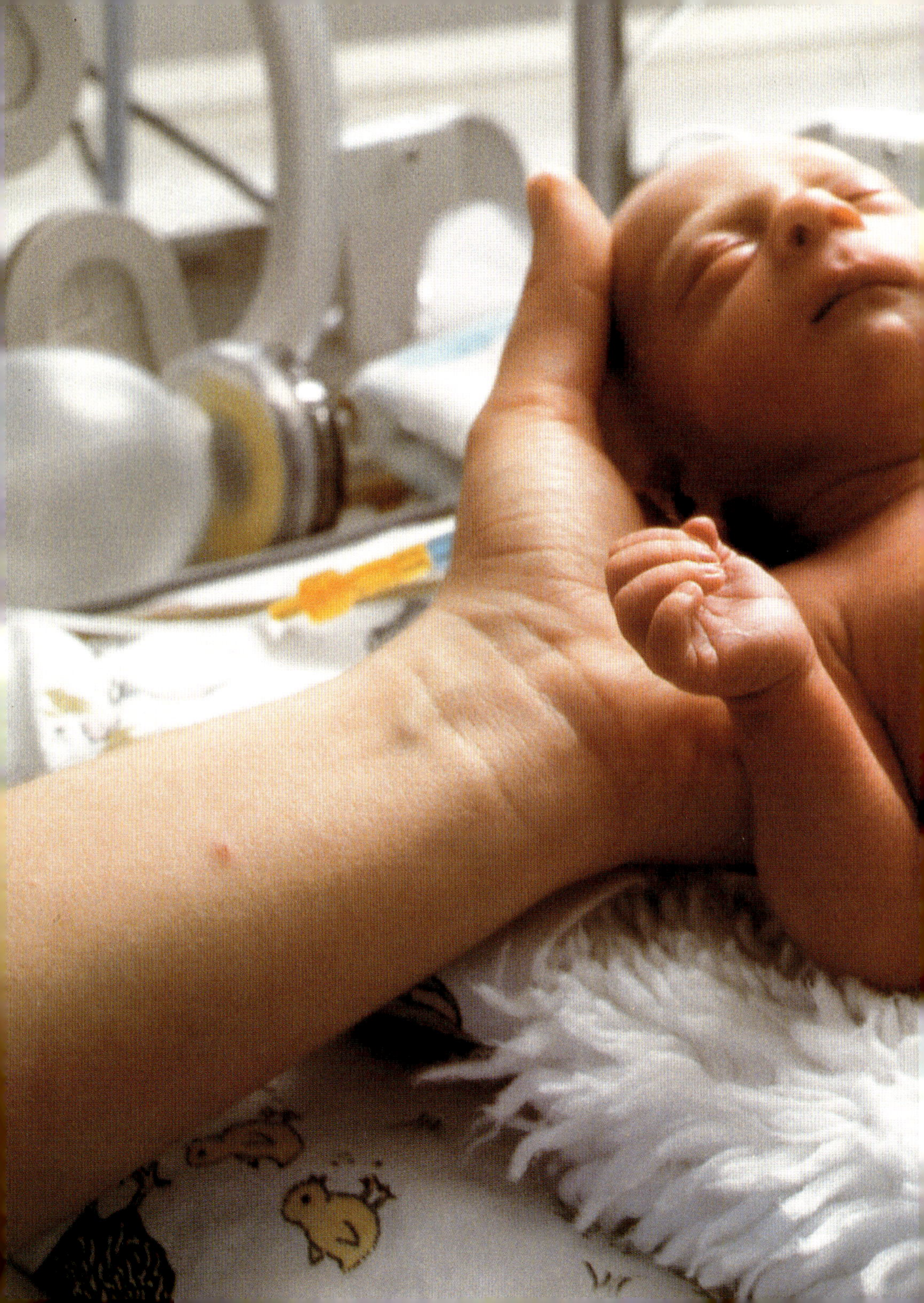

IV. Elternliebe gibt Kraft

Herzschlag und Stimme der Mutter sind dem Baby vertraut – das schafft Geborgenheit

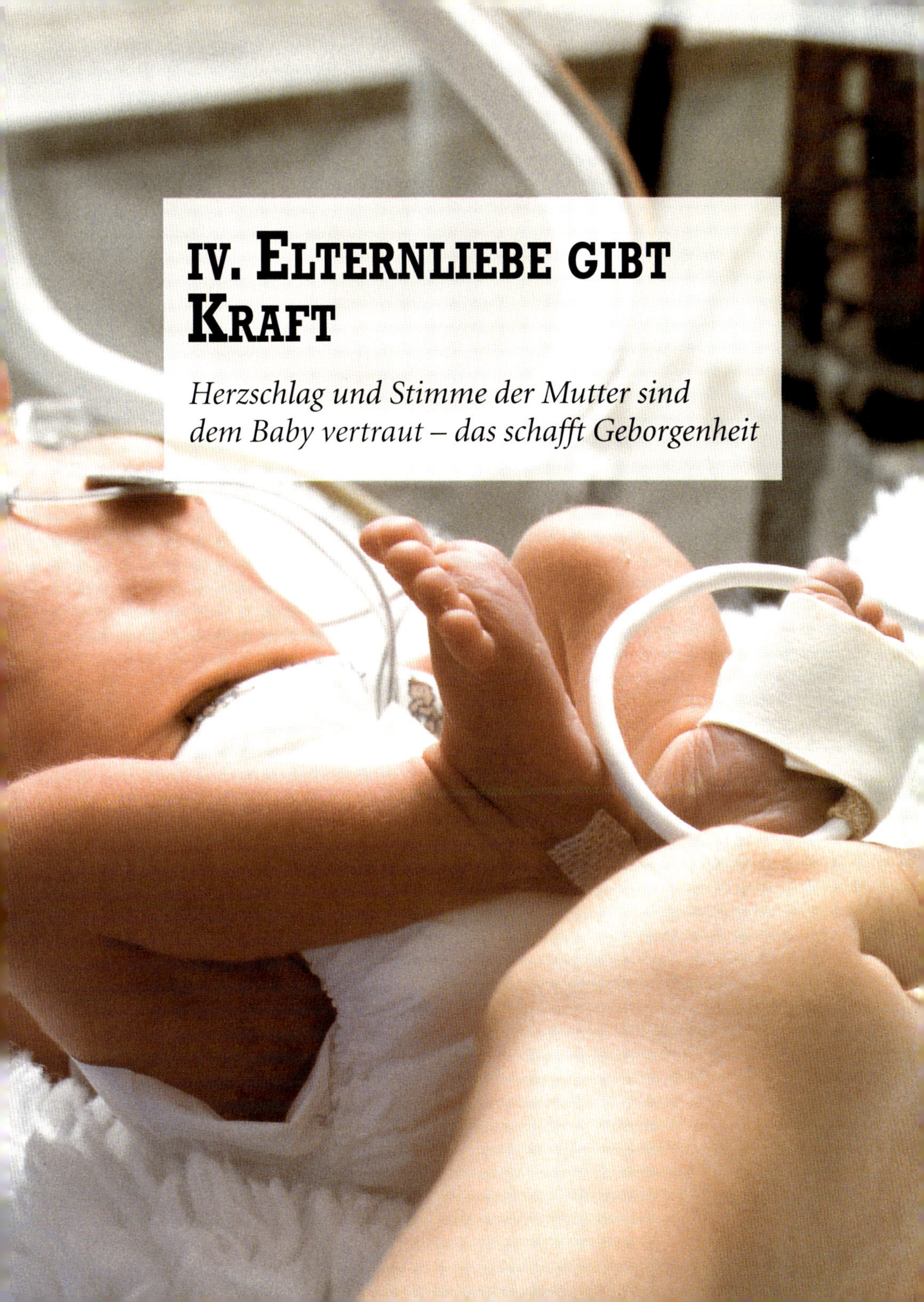

Eine frühe Kontaktaufnahme mit der Mutter und eine frühchengerechte Förderung sind besonders wichtig. »Je früher sich eine Bindung zwischen Eltern und Kind entwickeln kann und eine Bewältigung der Frühgeburt von Seiten der Eltern möglich ist, desto größer sind die Chancen, daß sich das Kind normal entwickelt«, sagte die Diplom-Psychologin Petra Maria Buß von der Düsseldorfer Universitäts-Kinderklinik der Zeitschrift »Psychologie heute«.

Känguruhen: Das gibt Frühchen Lebensmut

Echte Känguruh-Babys bleiben fünf Monate am warmen Mutterbauch

Ein Känguruh-Baby wächst nur fünf bis sechs Wochen in der Gebärmutter heran und kommt dann zur Welt. Der Fünf-Zentimeter-Winzling, der aussieht wie ein Fötus, kriecht allein in den Beutel seiner Mutter und hält sich dort an der Zitze fest. Nach fünf Monaten wiegt das Junge etwa neun Pfund und erkundet auch schon mal seine Umwelt.

Das Känguruhen, das heute für viele Frühchen empfohlen wird, mußte also nicht erst erfunden werden. 1979 war man in Bogota, der Hauptstadt Kolumbiens, dazu übergegangen, den Müttern ihre zu früh geborenen Babys auf die Brust zu legen. Diese Maßnahme war – im wahrsten Sinn des Wortes – aus der Not geboren, denn es gab zu wenig Brutkästen. Die Babys machten so erstaunliche Entwicklungsfortschritte, daß Ärzte die Methode über New York und London weltweit bekannt machten.

KÄNGURUHEN BEWIRKT KEINE WUNDER! Das Känguruhen wurde teilweise in den Medien so gefeiert, daß der Eindruck entstehen konnte, ein Frühchen brauche außer dieser Känguruh-Methode keine weiteren psychologischen Frühförderungsmaßnahmen (die ja auch Geld kosten). Doch so einfach ist es leider nicht. Zum einen kann nicht jedes Baby mit der Känguruh-Methode betreut werden. Zum anderen gibt es bis heute keine Langzeitstudie, die eine Förderung des Babys durch das Känguruhen belegen könnte. Es wurden viele Gefühle hineininterpretiert, sowohl was die Eltern als auch was die Kinder anbelangt.

Bislang hat noch niemand den Nutzen des Känguruhen wissenschaftlich nachweisen können. Aber um Mißverständnisse zu vermeiden: Keine Kinderklinik verwehrt Eltern heute das Känguruhen. Im Gegenteil. In den meisten wird es den Eltern nahegelegt. Aber eben nicht, weil man den Nutzen konkret vorherzusagen weiß, sondern weil dieses Nähe-Geben bei vielen Eltern »gute Gefühle« auslöst und weil man sich vorstellen kann, daß es auch dem Baby etwas gibt. In manchen Kliniken hat man auch beobachtet, daß Kinder, die Känguruhen erfahren hatten, früher entlassen werden konnten.

Ein Aspekt soll dabei jedoch nicht verschwiegen werden: Schätzungsweise 20 bis 30 Prozent der Mütter halten die enorme Nähe, die das Känguruhen bedeutet, nicht aus. In der Frühgeburtssituation erleben manche Mütter belastende Ereignisse aus ihrer Lebensgeschichte noch einmal. Einigen von ihnen ist es nicht einmal möglich, ihr Kind im Inkubator zu berühren. Eine Mutter, deren Frühchen in der Universitätskinderklinik Ulm betreut wurde, war nicht einmal in der Lage, ihr Kind zu besuchen. Und das, obwohl sie sich im nahegelegenen Eltern-Haus ein Zimmer besorgt hatte mit dem Vorsatz, ihr Baby möglichst oft zu sehen.

Für Wohltaten braucht man keine wissenschaftlichen Beweise

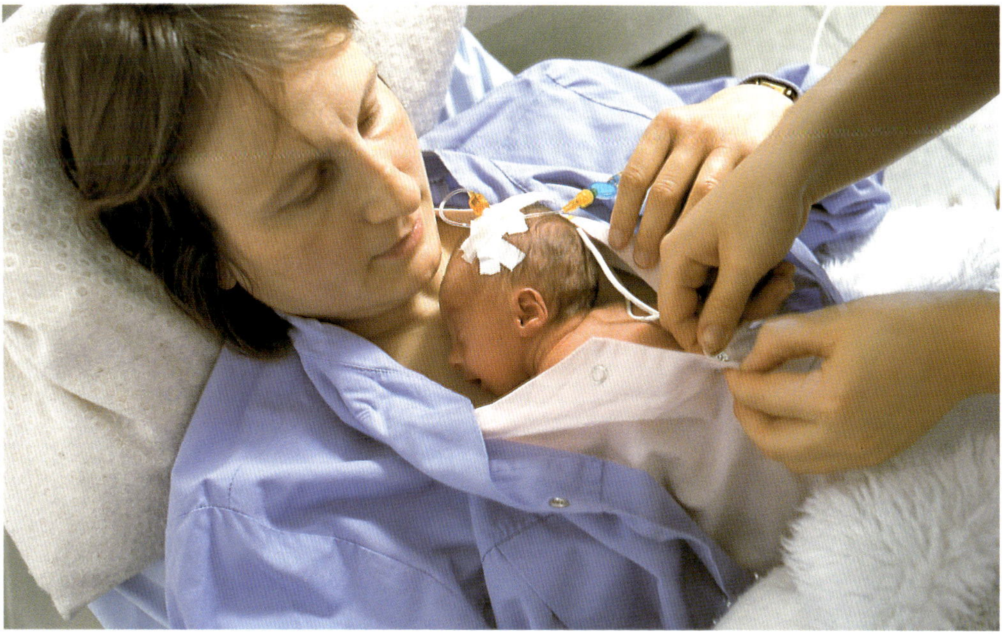

Nicht alle Mütter können känguruhen!

Das seelische Problem einer Mutter oder eines Vaters läßt sich nicht lösen, indem man ihr oder ihm – salopp ausgedrückt – das Baby auf den Bauch bindet und hofft, daß dadurch die gewünschte Beziehung entsteht und wächst. In der Universitätsklinik Ulm lief zum Zeitpunkt der Fertigstellung dieses Buches ein Forschungsprojekt mit dem Namen »Psychotherapeutische Intervention bei Eltern von Frühgeborenen«. Hier sollen die Ängste insbesondere der Mütter, aber auch der Väter durch eine sogenannte fokussierte Psychotherapie (Psychotherapie mit einem eindeutigen Schwerpunkt; hier: die Beziehung zum Kind) gemindert werden. Das erhoffte Ziel: den Eltern durch klärende und einfühlsame Gespräche einen besseren Zugang zu ihrem Baby zu ermöglichen und damit mehr Sicherheit in der Eltern-Kind-Bindung zu schaffen. Eine stabile Eltern-Kind-Bindung wirkt sich positiv auf die psychomotorische Entwicklung des Kindes aus.

Wer die körperliche Nähe zu seinem Kind nicht ertragen kann, sollte sich helfen lassen

Es würde den Rahmen dieses Buches sprengen, auf die individuellen Lebensgeschichten von Müttern (und Vätern) einzugehen, denen es (zunächst) unmöglich erschien, ihrem Baby Zärtlichkeit und Wärme zuteil werden zu lassen. Nur soviel sei an dieser Stelle gesagt: Mütter (und Väter), die spüren, daß sie im Umgang mit ihrem Frühchen Schwierigkeiten haben, sollten sobald wie möglich das Gespräch mit einem Arzt, einer Ärztin oder einer Schwester ihres Vertrauens suchen.

Stehen Sie zu Ihren Gefühlen! Sie sind gewiß nicht die ersten Eltern, die unerklärliche Barrieren in sich wahrnehmen, sobald ihr Kind auf der Welt ist. Quälen Sie sich vor allem nicht mit Selbstvorwürfen. Das schadet Ihnen und später wahrscheinlich auch Ihrem Kind. Wenn Sie jetzt mit fachlicher Unterstützung in Ihrer Lebensgeschichte nachsehen, woher diese »Berührungsängste« kommen könnten, haben Sie die Chance, bald auch das zu empfinden, was gemeinhin als »Elternglück« beschrieben wird.

Erste Turnstunden für das Baby

Wenn ein Baby die von der Natur vorgesehene Zeit im Mutterleib bleibt, turnt es darin oft kräftig herum. Oder es läßt sich durch die Bewegungen seiner Mutter schaukeln. Es macht eine ganz wesentliche Erfahrung: Es spürt sich immer wieder selbst. Ein Ungeborenes kann bereits in der 20. Schwangerschaftswoche all das, was auch ein Neuge-

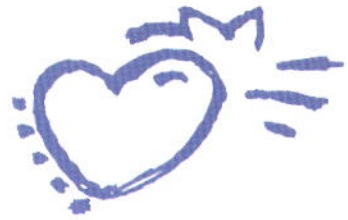

borenes kann. So gesehen dürfte eine zu frühe Geburt die Bewegungs- und Koordinationsfähigkeit nicht mindern. Trotzdem ist es so. Ein Frühchen verlernt offenbar wieder, was es im Mutterleib schon konnte.

Das hat mit der Schwerkraft zu tun, der das kraftlose, zarte Körperchen noch nicht gewachsen ist. Die meisten Frühchen liegen fast regungslos im Brutkasten. Und wenn sie sich bewegen, dann sieht das furchtbar mühsam aus. Manche Mütter haben ihr Baby während einer Ultraschalluntersuchung am Daumen lutschen sehen – später im Brutkasten gab es nur vergebliche Versuche, sich den Finger in den Mund zu stecken. Das Baby hatte weder die Kraft, seinen Finger so weit nach oben zu führen noch konnte es seinen Daumen »zielgerichtet« bewegen.

Turnen in der Gebärmutter – nichts leichter als das!

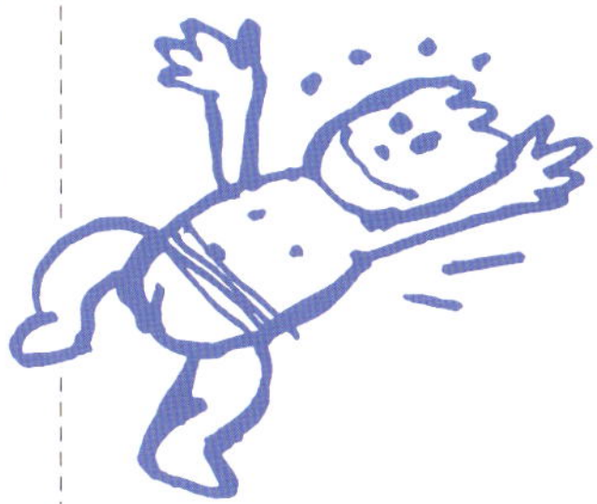

Einem Frühgeborenen entgehen etliche Wochen in dieser herrlichen Schwerelosigkeit im Fruchtwasser und der mühelosen Möglichkeit, alle Muskeln zu trainieren und Koordinationsfähigkeiten stimulieren zu lassen. Noch vor wenigen Jahren hat man frühgeborenen Kindern in den ersten Lebensjahren mit einer ziemlich anstrengenden Krankengymnastik zu helfen versucht, dieses Versäumnis nachzuholen. Viele von ihnen hatten Bewegungs- und Koordinationsstörungen. Heute weiß man, daß diese Übungen viel sanfter vollzogen werden und vor allem viel früher einsetzen können. Allerdings: Es gibt keinen wissenschaflichen Beweis dafür, daß sich dadurch spätere Bewegungs-und Koordinationsprobleme verhindern lassen. Auch können diese Übungen nicht mit jedem Frühgeborenen durchgeführt werden.

Zumindest eine Hoffnung: versäumte Möglichkeiten durch »Trockenübungen« nachholen

SPEZIALISIERTE KRANKENGYMNASTINNEN führen in den meisten Kliniken täglich leichte Dehnungsübungen und spezielle Massagen bei vielen Frühgeborenen durch – auch wenn der wissenschaftliche Nachweis für ihre Wirksamkeit noch aussteht. Die Dehnungsübungen sollen sich positiv auf die Atmungsaktivität auswirken, die Massagen und speziellen Berührungen vermitteln, so hofft man, dem Baby ein Gefühl für seine Muskeln und für seinen ganzen Körper.

Machen Sie mit Ihrem Baby keine Übungen auf eigene Faust

Lassen Sie sich in die Gymnastik einbeziehen, sofern dies nicht ohnehin geschieht. Fragen Sie, zu welchen Zeiten die Krankengymnastin zu Ihrem Baby kommen wird und schauen Sie ihr zu. Erkundigen Sie sich, ob Sie Übungen ohne fachliche Aufsicht durchführen dürfen. Wenn ja, lassen Sie sich diese Übung ausführlich zeigen und fragen Sie auch nach, wie oft am Tag (oder über welchen Zeitraum) Ihr Baby diese Übung machen darf.

- Ärmchen-Strecken: Ganz behutsam wird erst das eine Ärmchen nach oben gestreckt, dann das andere. Die Fingerspitzen der Krankengymnastin/der Mutter/des Vaters trommeln sanft auf den Brustkorb.
- Eine Erwachsenenhand wird auf das Köpfchen gelegt, die andere stützt die Füßchen. Für das Baby fühlt sich diese Haltung ein bißchen an wie Gebärmutter – es bekommt oben und unten Halt.
- Die Erwachsenenhände werden rechts und links ein klein wenig unter den Oberkörper des Babys geschoben. Nun bewegt die Krankengymnastin/die Mutter/der Vater die Finger der eigenen Hände so, daß die beiden Ärmchen des Kindes sich nach vorn und aufeinander zu bewegen. Ein schöner Erfolg ist es, wenn sich die beiden winzigen Händchen treffen!
- Eine kleine Fußsohle wird sanft gegen die Erwachsenenhand gedrückt.
- In manchen Kliniken (z. B. Klinikum Augsburg) werden Babys innerhalb ihres Brutkastens in eine Art Frotteehängematte gelegt und mit ihr ein wenig geschaukelt. Nicht nur diese rhythmischen Hin- und Herbewegungen erinnern an den Mutterleib, sondern auch das Umfangensein in dem dicken, gut polsternden Frotteetuch.

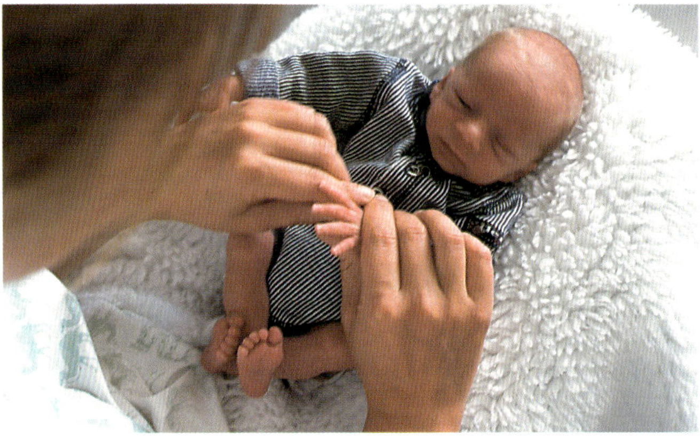

- Wenn das Baby auf dem Bauch liegt, kann man dem Winzling mit einer ganz weichen Babybürste sanft über den nackten Rücken streichen. In der Haut des Rückens befinden sich zahllose Nervenendigungen – wir wissen selbst, wie gut eine Rückenmassage tut. Herztätigkeit und Atmung des Babys werden dadurch angeregt.

Soll das Baby von Anfang an Muttermilch bekommen?

Muttermilch – es gibt nichts Besseres!

Muttermilch wird von Frühchen wegen ihres hohen Anteils an Immunstoffen, an gut verdaulichen Fettsäuren, an wichtigen Enzymen und hilfreichen Bakterien am besten vertragen. Man glaubt, daß Frühchen, die Muttermilch bekommen, besser gegen Infektionen geschützt sind, etwa siebenmal seltener an einer bei Frühgeborenen gefürchteten Darmentzündung erkranken und *eventuell* ein geringeres Risiko haben, den plötzlichen Kindstod zu erleiden (s. auch S. 87).
In der Kinderklinik der Universität Ulm führt man schon vor der Geburt des Frühchens mit den Eltern Gespräche über die enorme Bedeutung des Stillens bzw. der Muttermilch-Ernährung. Da sich hier 90 Prozent der Mütter von Frühchen schon eine Zeitlang vor Ankunft ihres Kindes in der Klinik aufhalten, ist genügend Raum, um den Müttern verständlich zu machen, daß die Stillfähigkeit sich nicht »automatisch« einstellt, sondern daß man etwas dafür tun muß. Und das heißt vor allem: regelmäßiges Abpumpen.

AUF ALLEN NEUGEBORENEN-STATIONEN kann man Muttermilch maschinell abpumpen. Das ist anfangs ein seltsames Gefühl, doch mit der Zeit verliert diese Prozedur ihre unangenehme Seite. Entspannen Sie dabei, hören Sie Musik oder lesen Sie. Sie tun gerade Ihrem Baby unendlich viel Gutes!

Das regelmäßige Abpumpen: Gelegenheit, zu sich selbst zu finden

Viele Frauen muß man gar nicht erst zum Abpumpen ermutigen; sie erleben dieses regelmäßige Milch-Geben wie eine Erlösung aus ihrer sonst eher passiven Rolle. Wenn sie ihrem Kind schon den Platz in der Gebärmutter nicht mehr geben können, so doch wenigstens die unersetzliche Muttermilch!

Wann das Frühchen wirklich gestillt werden kann, hängt vor allem von seinem Alter ab. Kinder, die vor der 33. Woche geboren wurden, haben zwar einen vollständig entwickelten Schluckreflex, ihnen fehlen aber in der Regel die Kraft und die Ausdauer, um an der mütterlichen Brust zu saugen. Sie bekommen die (abgepumpte) Milch über eine Magensonde.

Wenn der Transport durch den Magen-Darm-Kanal noch nicht ausreichend funktioniert, erhält das Kind eine Nährlösung, die über eine Vene direkt ins Blut geleitet wird. Frühchen haben einen vergleichsweise hohen Flüssigkeits- und Kalorienbedarf; die Nährlösung bietet dem Kind alles, was es braucht.

Nicht jedes Frühchen kann schon richtig saugen

Ist der Magen-Darm-Trakt in der Lage, Nahrung aufzuspalten und ins Blut abzugeben, bekommt das Frühchen seine erste »Mahlzeit« trotzdem noch per Sonde. Schlucken und Saugen gleichzeitig – das kann ein Frühchen noch nicht. Die (abgepumpte) Muttermilch kommt trotzdem zu ihm; sie wird meist noch mit bestimmten Vitaminen, Mineralstoffen und Spurenelementen angereichert.

In den kleinen Magen passen nur Spatzenportionen

Vor jeder Mahlzeit prüft die Schwester durch Absaugen des Mageninhalts, ob die vorherige Mahlzeit den Magen verlassen hat. Das tut dem Baby nicht weh. Diese Maßnahme ist außerordentlich wichtig, denn der Magen ist so winzig, daß nur die eine, genau dosierte Mahlzeit »hineinpaßt«. Würde dies nicht beachtet, müßte sich das Baby übergeben.

Ist der Saugreflex bereits entwickelt, bekommt das Kleine seine Mahlzeiten aus der Flasche. Eines Tages dann wird es so stark sein, daß es an der Brustwarze saugen kann. In aller Regel können dies erst Babys ab einem Gewicht von etwa 1300 Gramm.

FREUEN SIE SICH AUFS STILLEN! Auch wenn Sie nach der zu frühen Geburt all die schönen Bilder von stillenden Müttern ganz weit weg geschoben haben – holen Sie sie wieder ein bißchen zu sich her. Auch Mütter von Frühchen können stillende Mütter sein, nur müssen sie etwas länger warten, bis ihr Baby ihr Geschenk aktiv annehmen kann.

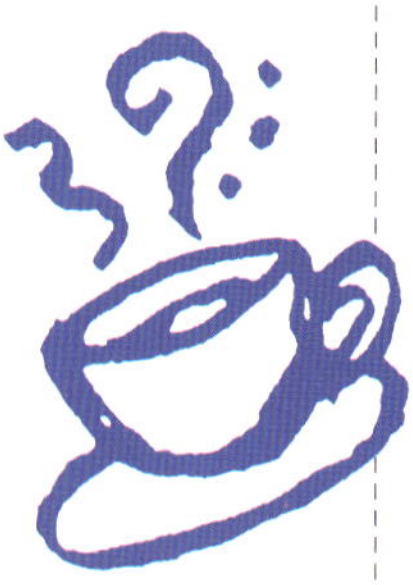

So regt man die Milchbildung an

Wieviel Muttermilch eine Frau ihrem Kind geben kann, ist zu einem großen Teil Veranlagung. Mit der Größe des Busens allerdings hat die Stillfähigkeit nichts zu tun. Sehr wohl kann aber Streß, Angst, Unruhe

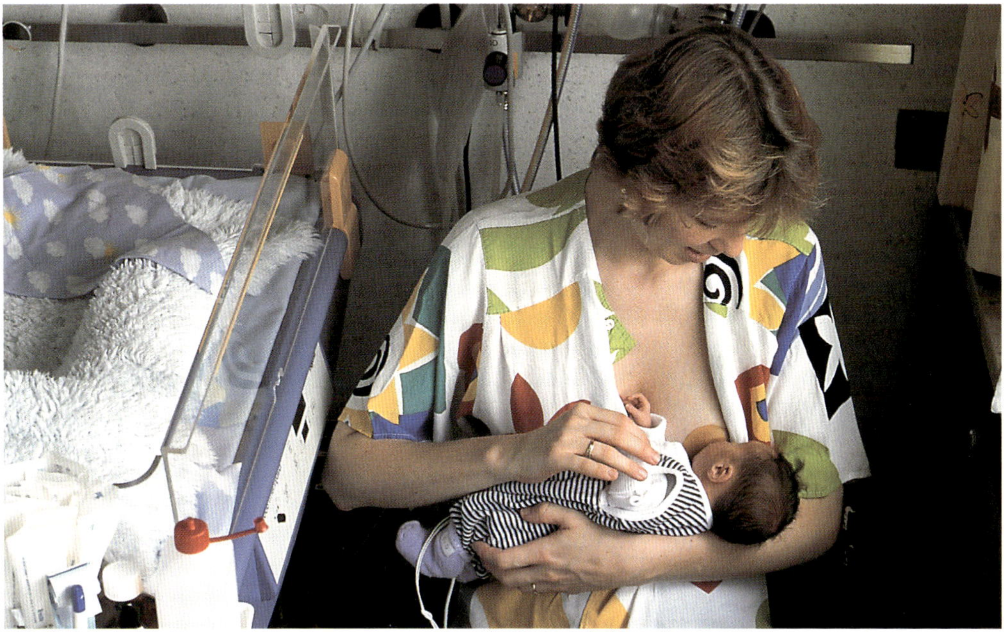

und Nervosität den Milchfluß beeinträchtigen. Aber auch zu geringe Trinkmengen der Mutter können schuld daran sein, daß die Muttermilch nur spärlich fließt.

Zwar gibt es Milchbildungstees in Reformhäusern und Apotheken – sie sind meist aus Kümmel-, Fenchel- und Anissamen zusammengesetzt – , aber nicht jede Mutter trinkt gerne Kräutertees. Manche tun sich leichter, einfach Wasser zu trinken. Gut sind stille Mineralwässer, in manchen Gegenden kann man auch das Leitungswasser bedenkenlos trinken. Wenn Ihnen Wasser zu fad ist, können Sie es in einem Verhältnis von 4:1 mit Obst- oder Gemüsesäften aufpeppen. Insgesamt sollten Sie zwischen zwei bis drei Litern Flüssigkeit zu sich nehmen.

Viel Flüssigkeit für die Mutter bringt reichlich Milch fürs Baby

Was Sie meiden sollten: Kaffee, schwarzen Tee – und selbstverständlich Alkohol. Alkohol geht »ungefiltert« in die Muttermilch über, Ihr Baby bekäme also Milch mit Prozenten. Einem Baby, erst recht einem Frühchen, fehlen aber die entsprechenden Enzyme in der Leber, die den Alkohol abbauen. Es ist ihm schutzlos ausgeliefert.

Die Milchbildung wird besonders intensiv gefördert durch häufiges Anlegen bzw. Abpumpen. Alle drei bis vier Stunden wird ein kräftiges

Häufiges Abpumpen regt die Milchbildung an

Baby angelegt, um bei seiner Mutter die Milchbildung zu stimulieren. Es herrscht hier nämlich das Gesetz »Angebot und Nachfrage«. Wenn Ihr Baby noch zu schwach ist, um wirklich zu saugen, müssen Sie so oft es geht, die Pumpe »anlegen«. Zwar weiß man, daß dieses maschinelle Pumpen niemals den Effekt hat wie das Saugen eines Babys, denn auch einer Mutter fehlt die Nähe ihres Kindes. Doch der elektrische Saugakt ist besser als nichts.

ALLES, WAS ENTSPANNEND WIRKT, kann die Milchbildung fördern: einfühlsame und liebevolle Gespräche mit dem Partner, Musikhören, Malen, Yoga, Autogenes Training, meditativer Tanz, Spazierengehen. Eben all das, womit die junge Mutter auch vor der traumatischen Geburt schon gute Erfahrungen gemacht hat.

...Sie müssen vor allem an sich denken!

Alle Mütter, egal ob von früh- oder termingeborenen Kindern, müssen ganz früh damit beginnen, auf sich zu achten, um ihren Kindern eine gute Mutter zu sein. Denn nur eine Mutter, die zu sich selbst gut ist, kann eine liebevolle Mutter sein.

Wenn einfach keine Muttermilch fließt

Kann eine Mutter ihrem Kind keine Milch aus der Brust anbieten, ist das kein Grund, sich als Versagerin zu fühlen. Manche Frauen reagieren auf den Streß rund um die zu frühe Geburt mit einem teilweisen oder kompletten Versiegen der Muttermilchproduktion. Manche schaffen es, mit einfühlsamer Unterstützung der Schwestern, die Milchbildung doch wieder in Gang zu bringen. Anderen bleibt das verwehrt.

Nach modernsten Erkenntnissen hergestellt: Fertignahrung für Frühchen

Ihr Kind wird eine spezielle Frühgeborenennahrung erhalten. Diese Fertignahrung ist in den letzten Jahren laufend verbessert und stets den neuesten Erkenntnissen über die besonderen Bedürfnisse eines Frühgeborenen angepaßt worden. Sie muß besonders eiweißreich

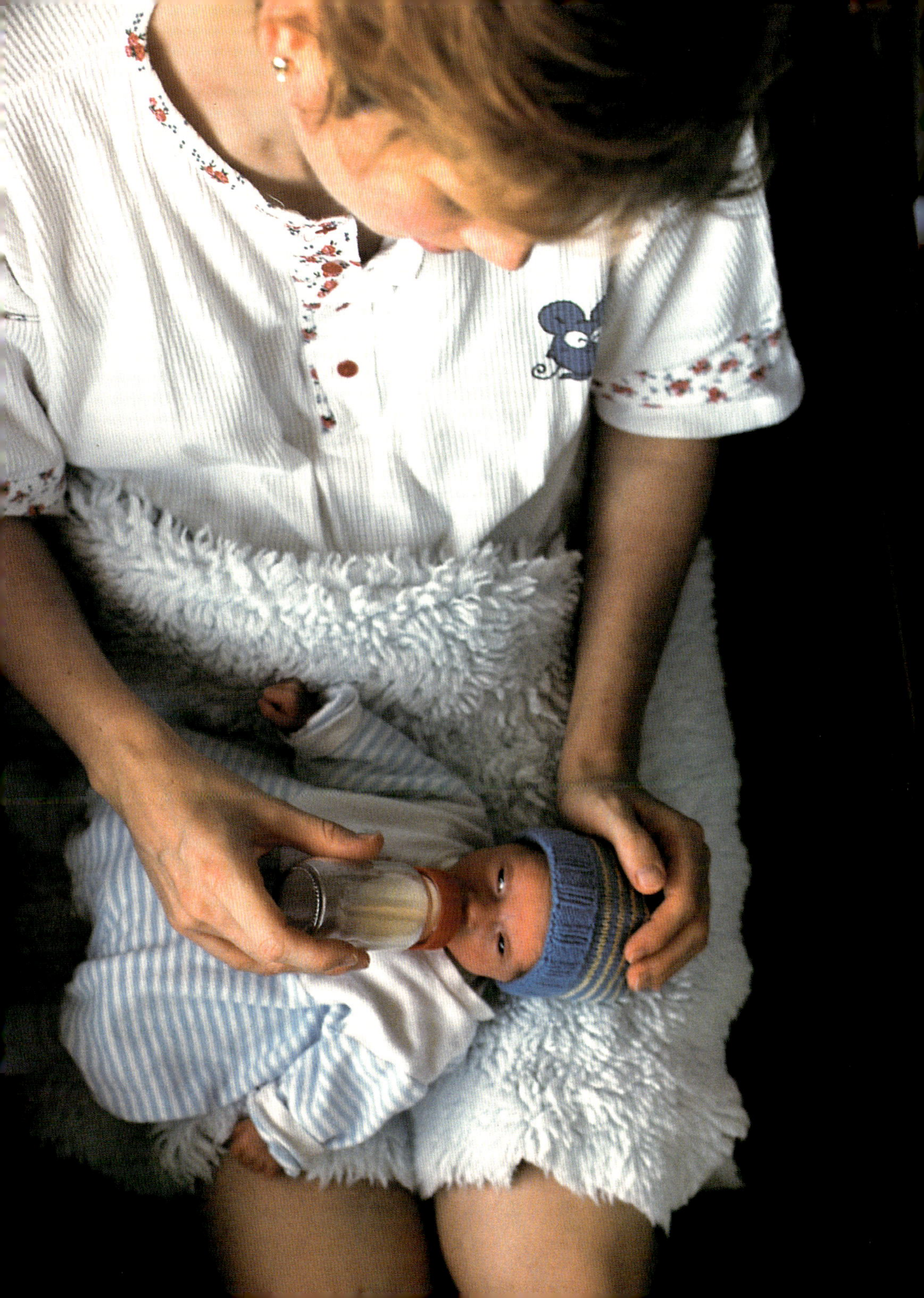

sein, damit rasch Muskelgewebe gebildet werden kann. Erst seit kurzem weiß man, daß das Gehirn von Frühgeborenen bestimmte Fettsäuren (sogenannte langkettige, ungesättigte Fettsäuren) benötigt; wahrscheinlich sind sie besonders wichtig für die Sehfunktion sowie für die Entwicklung der intellektuellen Fähigkeiten (Information: Professor Bernhard Koletzko, Kinderpoliklinik der Universität München). Diese spezielle Fertignahrung sollte gegeben werden, bis das Kind etwa 3500 Gramm wiegt.

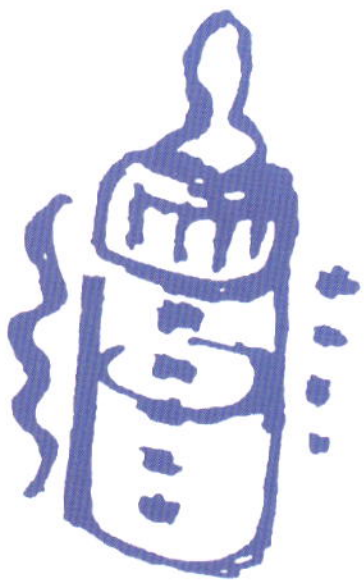

Saugen und schluk- ken – das will gelernt sein!

Unterstützen Sie Ihr Baby beim Trinkenlernen!

Sobald Ihr Baby seinen Saug- und Schluckreflex entwickelt hat, sollte es mit der Flasche üben. Zu Anfang werden die meisten Frühchen sowohl mit Magensonde als auch mit der Flasche ernährt. Nur die Flasche zu geben, wäre für das kleine Wesen zu anstrengend, und es käme niemals auf die Ration, die es zum weiteren Gedeihen braucht.

Die ersten Trinkversuche sind mühsam und erfordern von den Schwestern und Eltern viel Geduld. Fragen Sie die Schwestern, wann und wie oft Sie das Flaschegeben mit Ihrem Kind üben dürfen. Sie werden selbst mit der Zeit ein feines Gespür dafür entwickeln, wann etwas Ihr Baby zu sehr anstrengt oder wann es genug hat.

Känguruhen: wie eine Vorübung für's Stillen

Wenn Eltern känguruhen (siehe auch S. 46), hat ihr Baby schon oft an der mütterlichen Brust gelegen, vielleicht sogar schon erste Nuckelversuche gestartet. Auf jeden Fall ist ihm dieser Platz vertraut. Das ist sehr wahrscheinlich eine gute Voraussetzung, um neben dem Flaschetrinken auch mehr und mehr das Saugen an der Brust zu üben. Dazu muß das Frühchen jedoch schon ein bißchen »Kondition« haben.

Stillen heißt auch: dem Baby Körperwärme geben

Unendlich viel Geduld brauchen Eltern von Frühchen für das Stillen. Das gilt besonders die Mütter, denn sie leiden wesentlich mehr als die Väter darunter, wenn ihr Kind die Milch nicht annimmt, die sie ihm anbieten. Oder wenn sie ihm nicht genügend anbieten können. Außerdem tut Frauen, die einen Kaiserschnitt hatten, oft noch in vielen Stillpositionen die Wunde am Unterbauch weh. Lassen Sie sich helfen! Falls die ersten Stillversuche fehlschlagen, sollte man nicht gleich aufgeben. Lassen Sie Ihr Frühchen auf Ihrer Brust liegen – es braucht ja nicht nur Muttermilch, sondern auch Berührung und Liebe.

MANCHE FRÜHGEBORENEN erleben ihren Mundbereich nicht als Lustregion, sondern sind hier ausgesprochen empfindlich. Möglicherweise hat sie das regelmäßige Absaugen der Bronchien auf gewisse Weise »allergisch« gemacht. Einige Mütter helfen ihren Babys, indem sie ihnen häufig ihre Fingerkuppe oder einen Schnuller zum Üben hinhalten.

Frühchen muß man den Weg zur Brust zeigen

Viele Mütter arbeiten mit »Tricks«, um ihrem Küken die Brustmilch schmackhaft zu machen. Manche drücken ein paar Tropfen Muttermilch ab und verteilen sie auf der Brustwarze. So erfährt das Baby, daß es da einen Zusammenhang gibt zwischen der Brustwarze und der wohlschmeckenden Muttermilch. Andere Mütter reiben ihre Brustwarze mit einem Eiswürfel ab, damit sie sich aufstellt und härter wird. Dadurch ist sie besser »greifbar«. Denselben Effekt kann man notfalls auch mit Brusthütchen erreichen.

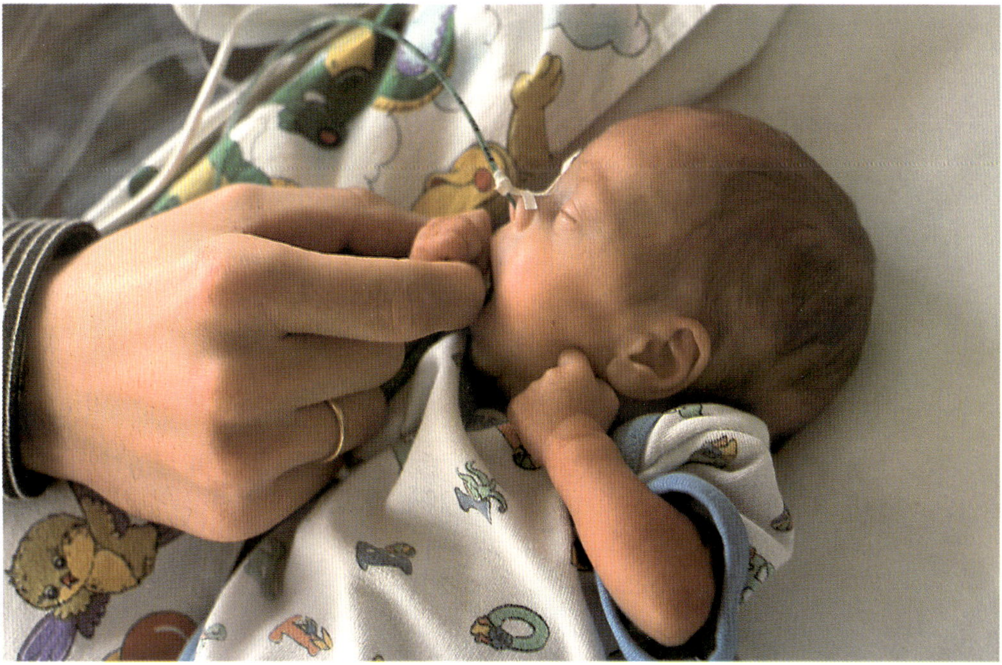

Auch Babygeschrei regt den Milchfluß an – Frühchens Stimme muß dafür aber noch üben

Außerdem sollte man nicht einem Baby, das großen Hunger hat, erst einmal die Brust anbieten, aus der es bisher noch keinen Tropfen gesaugt hat. Das entmutigt es noch mehr. Besser: Das Baby in regelmäßigen Abständen anlegen (aber bitte nicht zu diesem Zweck extra wecken!) und mit der Brustwarze vertraut machen. Auch die Mutter hat ja einen Nachholbedarf in Sachen Milchspende-Reflex. So leicht fließt die Milch bei den meisten Müttern nicht, denn der Milchfluß wird unter anderem angeregt durch kräftiges Babygebrüll. Auf einer Frühchen-Intensivstation sind es aber doch eher leise Töne, die man von den Babys hört. Später wird es für viele Mütter schon reichen, daß die gewohnte Stillzeit heranrückt, um die Brust tropfen zu lassen…

WENN SIE UNSICHER SIND, lassen Sie sich von einer Schwester beraten. Fühlen Sie sich unzureichend unterstützt, können Sie sich auch an eine Stillberaterin wenden (zum Beispiel vom Bund Deutscher Laktationsberaterinnen e.V., Delpweg 14, 30457 Hannover; La Leche Liga Deutschland, Postfach 65 00 96, 81214 München; Arbeitsgemeinschaft Freie Stillgruppen, Gertraudgasse 4R, 97070 Würzburg).

Auch Mütter von termingerecht geborenen Kindern haben nicht selten Startschwierigkeiten beim Stillen und nehmen professionellen Rat in Anspruch. Um wieviel mehr haben Sie das Recht, sich helfen zu lassen, wenn es darum geht, Ihrem Frühchen die beste Ernährung zukommen zu lassen.

So halten Sie Ihr Frühchen richtig

Ein ausgereiftes Baby brauchen sich manche Mütter nur auf den Arm zu legen. Es sucht sich die Brustwarze selbst und »schnappt« gierig zu. Die einzige Hilfestellung, die diese Kinder brauchen, ist das Freihalten ihrer Nase, wenn die Brust der Mutter recht groß ist. Dazu drückt die Mutter ihre Brust mit zwei Fingern ein wenig vom kleinen Näschen weg.

Ein Frühchen braucht mehr Hilfestellung. Zwar kennt es den Geruch und die Wärme der Mutter genau, weil es in der Klinik schon bei der Nahrungsaufnahme durch die Magensonde auf der mütterlichen Brust gelegen hat. Doch es sucht nicht nach der Brustwarze und kann sie erst recht nicht allein halten.

Es gibt einige Tricks, damit die Stillhaltung nicht zur Strapaze wird

Wahrscheinlich hat man Ihnen in der Klinik Liegen angeboten, auf denen man am besten stillen kann. In der Schräglage, die man darauf einnehmen kann, ist das Halten des Babykörpers auf dem Unterarm nicht so anstrengend. Säße die Mutter aufrechter, wäre die Haltung für das Baby zu anstrengend.

Mit Kissen oder Decken werden Baby und Arm der Mutter abgestützt. Mit der freien Hand bewegt nun die Mutter ihre Brustwarze zum Mund des Babys. Kinn und Kopf des Kindes müssen während des Trinkens mit einem bestimmten Griff gehalten werden, den man Ihnen sicher in der Klinik zeigt.

Machen Sie es sich so bequem wie möglich!

Mütter, die selbst noch schwach sind nach Geburt und durchwachten Nächten, sollten sich zum Stillen möglichst immer hinlegen (das geht allerdings oft erst so richtig, wenn Sie zu Hause sind). Die Mutter liegt auf der Seite und hält ihrem durch Kissen abgestützten Kind die Brustwarze in den Mund.

WUNDERN SIE SICH NICHT, wenn Ihr Baby immer nur Spatzenportionen zu sich nimmt und dann wieder einschläft. Je kleiner ein Kind ißt, desto weniger kann der winzige Magen aufnehmen und desto anstrengender ist das Saugen.

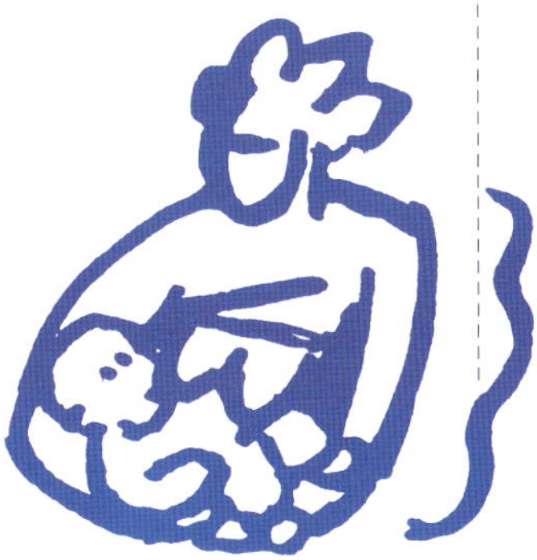

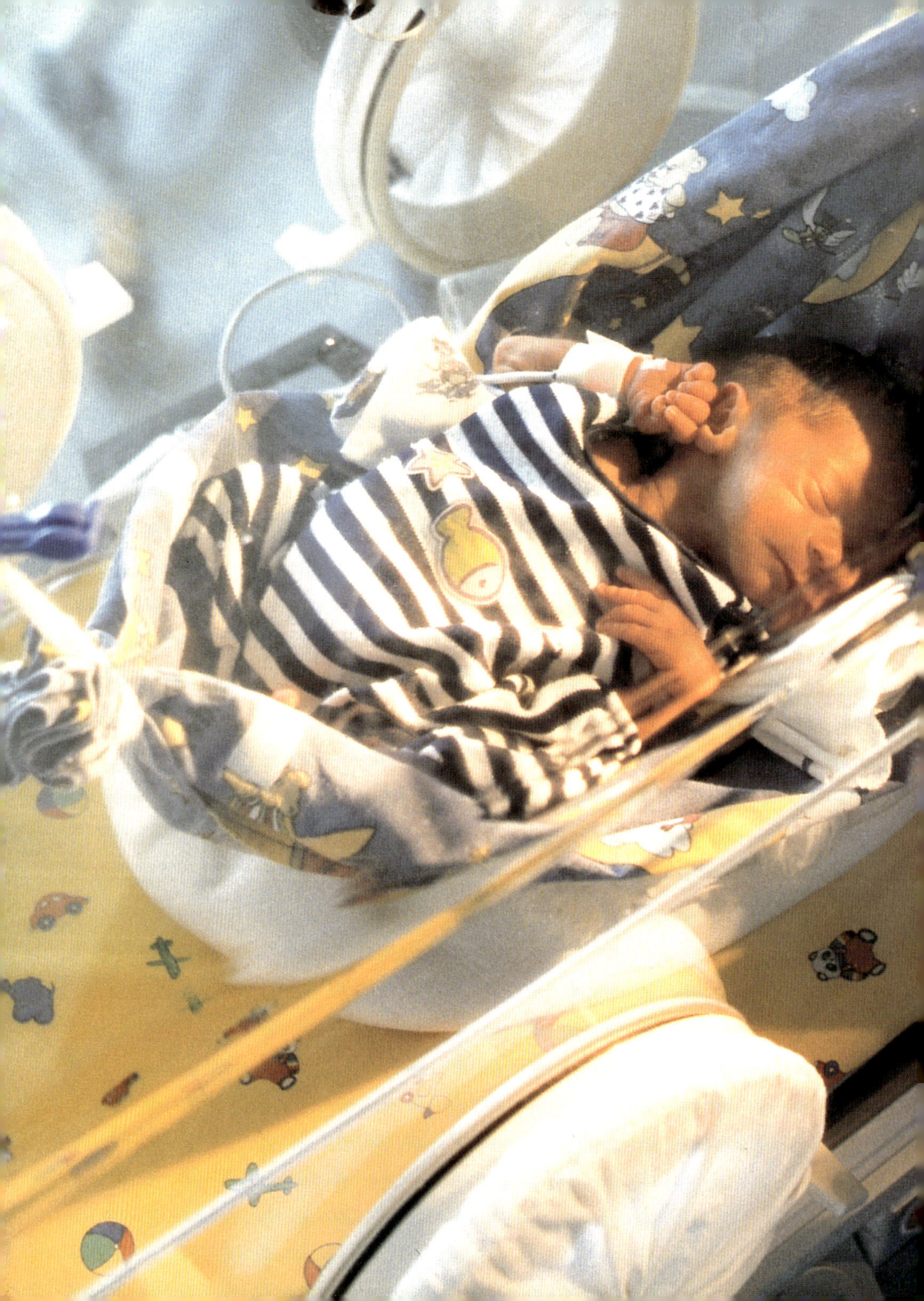

V. Allein mit tausend Fragen

Erst wenn man genau versteht, was vor sich geht und warum, kann man seine Angst in den Griff kriegen

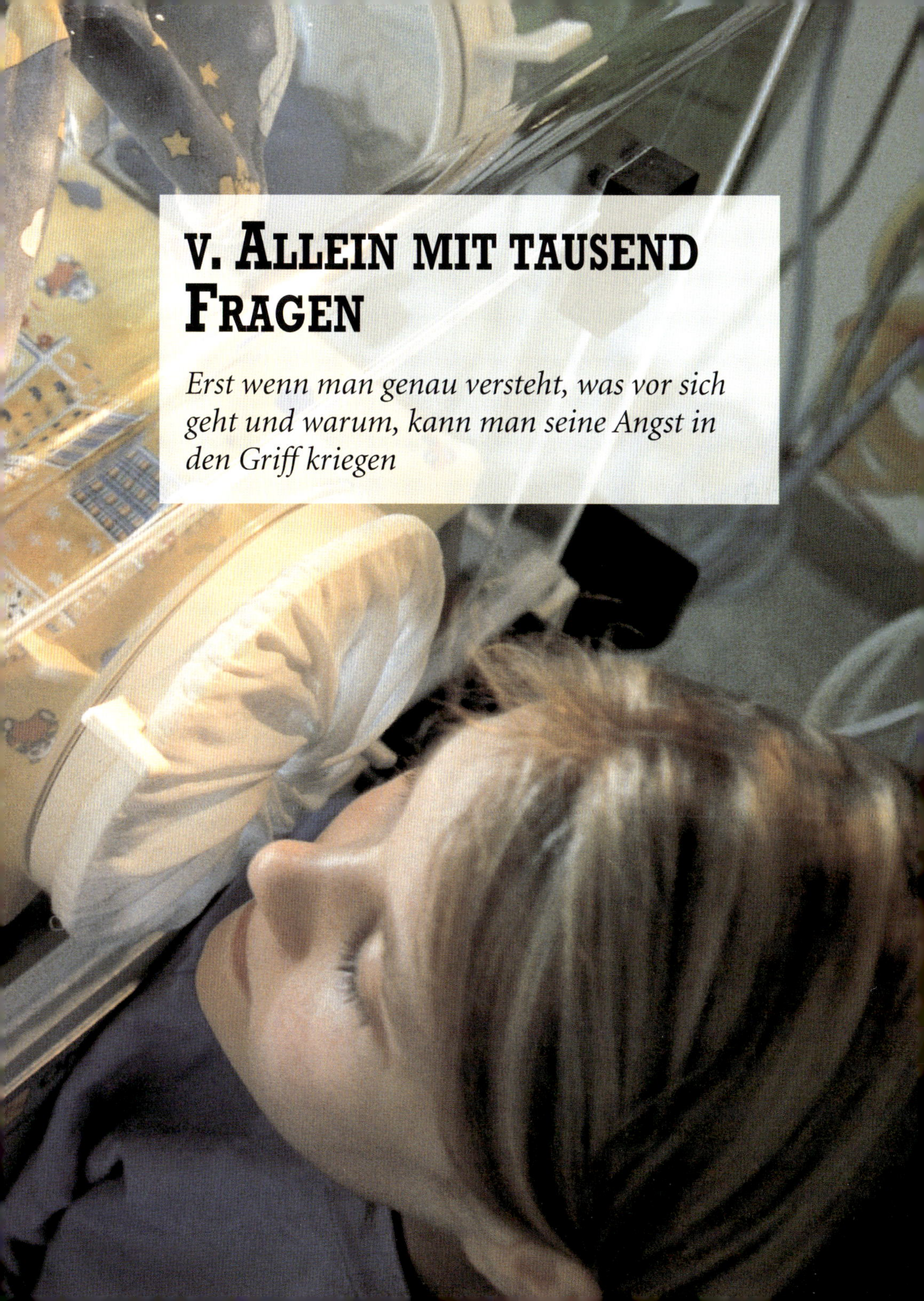

Wenn Sie unsicher sind oder Fragen zur medizinischen Versorgung Ihres Babys und zu möglichen Komplikationen haben, sollten Sie sich zunächst an Ihren Neonatologen (Spezialist für Früh- und Reifgeborene) wenden. Sollten Sie das Gefühl haben, daß er Ihnen ausweichend antwortet, dann bedenken Sie bitte (bevor Sie sich ärgern):

Es ist nicht immer möglich, Prognosen über den weiteren Entwicklungsverlauf Ihres Kindes zu geben. Denn auch Frühchen mit den gleichen Problemen in den ersten Lebenswochen können später ganz unterschiedliche Schwierigkeiten (oder auch gar keine!) haben.

Genaue Informationen mindern die Angst

Fragen Sie hartnäckig weiter, wenn Ihnen etwas auf der Seele lastet

An der Universitätsklinik Ulm halten sich Ärzte und Schwestern an die Devise: Nichts macht so viel Angst wie Ungenauigkeiten. Deshalb gilt dort das Prinzip: Eltern müssen über alles haarklein informiert werden.

Nun ist Ulm nicht überall, und leider gibt es nach wie vor auch unter den Neonatologen einige, die sich lieber bedeckt halten, denen langwierige Erklärungen zu zeitaufwendig erscheinen oder die den Eltern nicht zutrauen, daß sie verstehen, wovon die Rede ist.

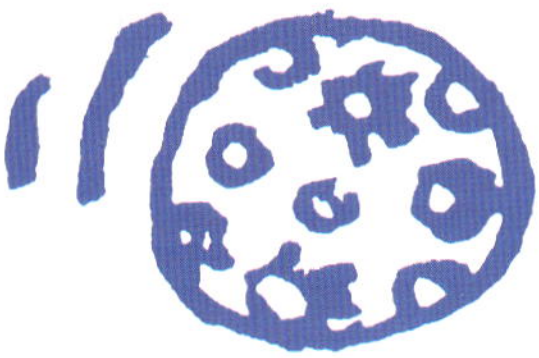

Antworten auf Ihre drängendsten Fragen

Muß ein Frühchen immer künstlich beatmet werden?

Von den etwa 50 000 Frühgeborenen, die jährlich in Deutschland auf die Welt kommen, müssen nur etwa 3000 künstlich beatmet werden. Dazu gehören vor allem die Babys, die weniger als 1500 Gramm auf die Waage bringen und vor der 30. Schwangerschaftswoche geboren wurden. Ihre Lungen sind noch nicht in der Lage, selbständig Sauerstoff aufzunehmen und Kohlendioxid abzugeben. Da eine Sauerstoffunterversorgung vor allem für das Gehirn, aber auch für den gesamten Körper schwerwiegende Folgen haben kann, muß man dem Baby unbedingt beim Atmen helfen.

Bei vielen Frühchen muß die Atmung lediglich unterstützt werden

Solche Atemhilfen werden aber niemals »prophylaktisch« eingesetzt, sondern ihr Nutzen wird gegen ihr durchaus auch bestehendes Risiko sorgfältig abgewogen. Bei der maschinellen Beatmung können unter

Umständen die winzigen Lungenbläschen platzen, dadurch würde Luft in den Brustraum gedrückt werden. Doch dieses Risiko ist dank modernster (Überwachungs-)Technik mittlerweile sehr gering. Kommt es trotzdem zu einem sogenannten Pneumothorax, muß die aufgestaute Luft von außen abgesaugt werden. Die Stelle, an der die Lungenbläschen geplatzt sind, heilt in aller Regel problemlos aus. Die Lunge wird keinen bleibenden Schaden davontragen (siehe auch S. 68).

Ein Frühchen, das zwar schon selbst atmen kann, dies aber unregelmäßig und mit größeren Atempausen tut, bekommt eine etwas andere Behandlung als ein Baby, das gar nicht selbständig atmet, dem man also auch den Atemrhythmus vorgeben muß.

Warum wird immer wieder eine Blutgasanalyse gemacht?

Die meisten Eltern von Frühgeborenen haben Sorge, daß ihrem Baby häufig Blut abgenommen werden muß. Früher war eine mehrmalige Blutabnahme nötig, um kontrollieren zu können, ob das Kind genügend Sauerstoff über die Lunge ins Blut aufnehmen kann und ob auch die ausreichende Abgabe von Kohlendioxid funktioniert. Diese Kontrollmaßnahme nennt man Blutgasanalyse, und glücklicherweise gibt es heute in den meisten Kliniken eine schmerzlose Möglichkeit, sich diese Werte zu beschaffen. Mit einem Fühler, der auf der nackten Haut des Babys klebt, kann man die Gasspannungen aufnehmen und auf einem Monitor aufzeichnen. Eine Lichtelektrode, zum Beispiel am Finger, registriert die Sauerstoffsättigung des Blutes und mißt gleichzeitig den Puls. Häufig hat das Baby auch zu diesem Zweck den bereits erwähnten Klettverschluß, unter dem sich die Elektrode verbirgt, um das Füßchen.

Die Blutgasanalyse ist deshalb so wichtig, weil man den Sauerstoff, den das Baby über eine Atemhilfe bekommt, genauestens dosieren muß, um die weitere gesunde Entwicklung der Organsysteme zu gewährleisten. Sowohl ein Zuviel als auch ein Zuwenig an Sauerstoff können dem Baby Schäden zufügen, die unter Umständen nicht mehr zu beheben sind. Ebensowichtig ist die Kohlendioxidmenge im Blut. Auch sie darf weder zu groß noch zu klein sein.

Die Sauerstoffversorgung des Blutes kann man heute ohne »Piekser« messen

Vielleicht ist vielen Eltern damit verständlicher, wie unabdingbar die ständige Überwachung beziehungsweise die dazu notwendige »Verkabelung« ihres Babys ist.

Wird unser Baby später gesunde Augen haben?

Wahrscheinlich haben Sie es irgendwo gehört oder gelesen: Frühgeborene haben manchmal Augenprobleme. Das stimmt. Man spricht von Frühgeborenen-Retinopathie. »Retina« heißt Netzhaut, »pathie« bedeutet Krankheit. Eher von dieser (zum Glück seltenen!) Augenkrankheit betroffen sind die sehr unreifen Frühgeborenen. Bei der überwiegenden Mehrzahl der Kinder kommt die Krankheit schon bald zum Stillstand und heilt später völlig aus. Ob Ihr Baby diese Augenkrankheit bekommt und wie sie bei ihm verlaufen wird, kann Ihnen zunächst kein Arzt sagen, denn zur Diagnosestellung sind Augenspiegelungen durch einen erfahrenen Augenarzt notwendig. Diese kann man frühestens fünf Wochen nach der Geburt, bei sehr unreifen Kindern sogar erst mit sechs Wochen vornehmen.

Erkrankungen der Netzhaut sind selten

Noch vor wenigen Jahren war man der Meinung, daß eine zu hohe Sauerstoffkonzentration bei der künstlichen Beatmung diese Augenprobleme auslöse. Heute, da man die ständige Blutgasüberwachung vornehmen kann und deshalb die Sauerstoffgaben kontinuierlich an die Bedürfnisses des Babys anpassen kann, treten diese Augenkrankheiten nach wie vor auf. Es muß also noch andere Faktoren geben, die diese Störung verursachen.

Wichtig sind vor allem regelmäßige Augenspiegelungen, damit man einer plötzlichen Verschlechterung der Situation mit Netzhautablösung entgegenwirken kann. Die Netzhaut würde man im Fall das Falles mit Spezialverfahren (vorzugsweise Laser- oder Kältestab = Kryotherapie) wieder an Ort und Stelle zu befestigen versuchen.

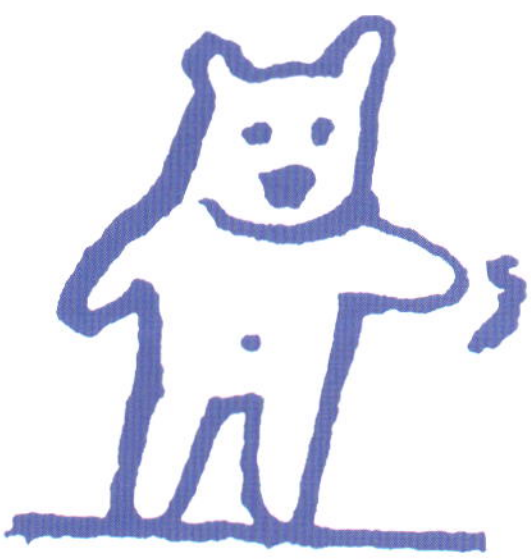

Warum können Infektionskeime einem Frühchen gefährlich werden?

Gegen Infektionen kann man doch heute etwas machen, werden Sie vielleicht denken. Wozu gibt es Antibiotika? Möglicherweise haben Sie sich schon gewundert, vielleicht sogar geärgert, daß auf der Frühchen-Station »so ein Theater« um die Hygiene gemacht wird. Nicht einmal die Geschwister läßt man rein? (In Ulm dürfen gesunde Geschwister sehr wohl zu ihrem frühgeborenen Brüderchen oder Schwesterchen. Doch wie gesagt: Nicht in allen Kliniken herrschen dieselben Regeln!). In *seltenen* Fällen kommen Frühchen mit einer Infektion zur Welt, die sie sich über das Blut der Mutter oder infiziertes Fruchtwasser geholt haben.

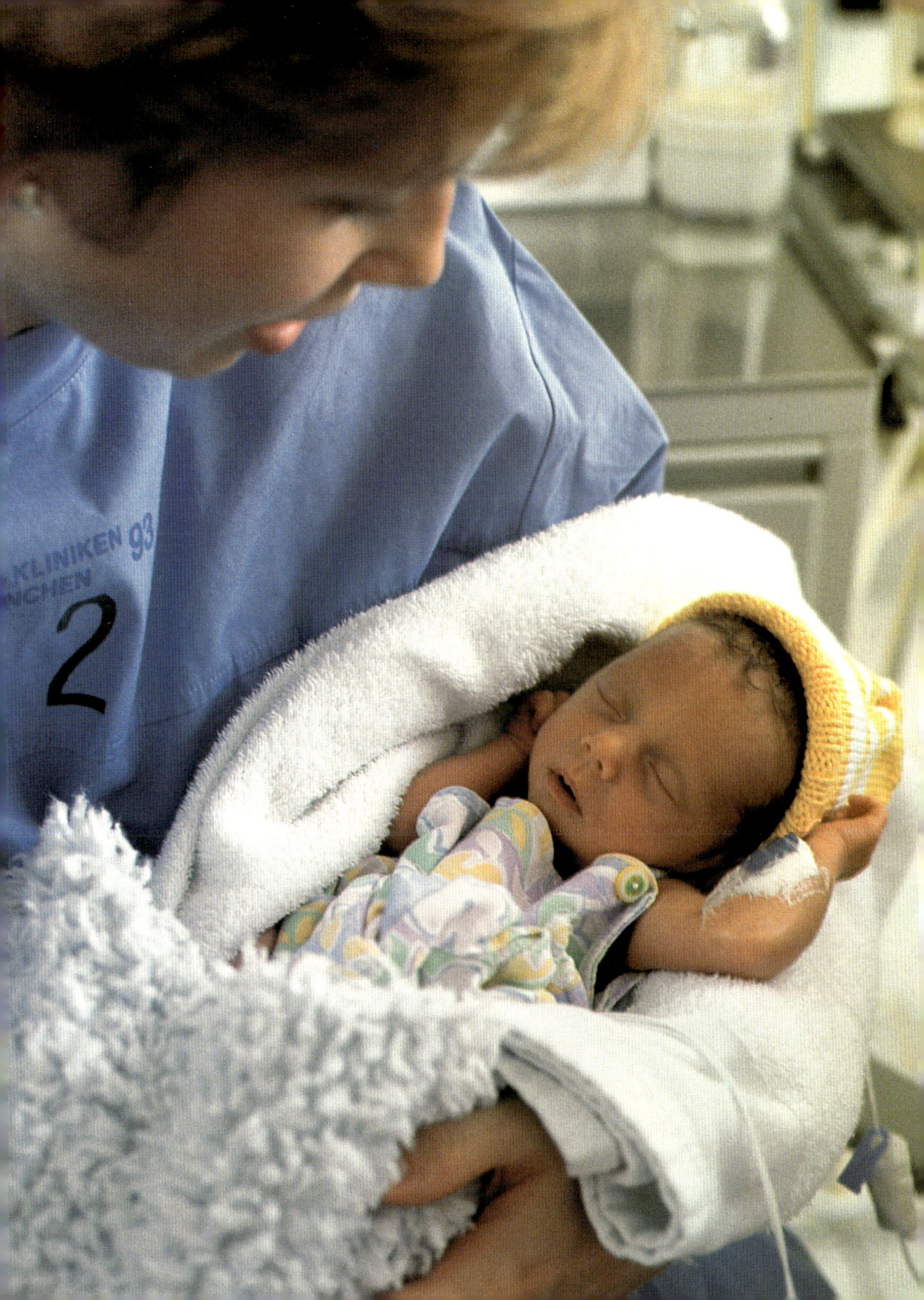
KLINIKEN 93
2

Das Abwehrsystem eines Frühgeborenen ist noch sehr unreif

Seien Sie geduldig und haben Sie Verständnis! Ärzte und Schwestern fürchten bei einem Frühchen nichts so sehr wie eine Infektion. Denn auch im Zeitalter der Antibiotika kann sich in dem unreifen Organismus eines Frühgeborenen, der keine Antikörper gegen Keime hat, ein Krankheitserreger mit einer solchen explosionsartigen Geschwindigkeit ausbreiten, daß alle ärztliche Kunst letztlich vergeblich sein könnte.

Hinzu kommt, daß auch die Haut eines Frühgeborenen noch nicht die Abwehraufgaben übernehmen kann, wie das dann später der Fall sein wird. Erreger können also auch über die Haut in den Körper gelangen. Keime, die Erwachsene oder (gesunde) Geschwister stets auf der Haut oder den Schleimhäuten mit sich herumtragen, ohne von ihnen behelligt zu werden, können einem Frühgeborenen unter Umständen gefährlich werden.

Eine Infektion äußert sich bei einem Frühchen anders als bei größeren Kindern

Eine Infektion bei einem Frühchen muß sich nicht durch Fieber bemerkbar machen. Im Gegenteil. Selbst bei schweren Infektionen ist eher eine ungewöhnliche Schwankung ihrer Körpertemperatur zu beobachten. Oft fällt nur auf, daß das Baby teilnahmslos oder über zu lange Phasen reglos in seinem Bettchen liegt. Manche Babys machen wiederum durch Unruhe und häufiges Schreien auf ihre Not aufmerksam. Für das Ärzteteam ist es nicht immer einfach, die richtige Diagnose zu stellen. Ist es eine Lungenentzündung, eine Darmentzündung?

...da wird deutlich, wie segensreich die Entdeckung der Antibiotika ist

Mit einer Antibiotika-Behandlung bekommt man diese Infektionen in den meisten Fällen wieder in den Griff. Dabei ist allerdings rechtzeitiges Eingreifen besonders wichtig, um einer Ausbreitung der Krankheitserreger über den ganzen Körper mit der Folge einer Blutvergiftung einen Riegel vorzuschieben. Eltern sollten also keinesfalls ihre Zustimmung zu einer Antibiotika-Therapie hinauszögern oder gar verweigern. Sie riskieren die Gesundheit, eventuell sogar das Leben Ihres Kindes!

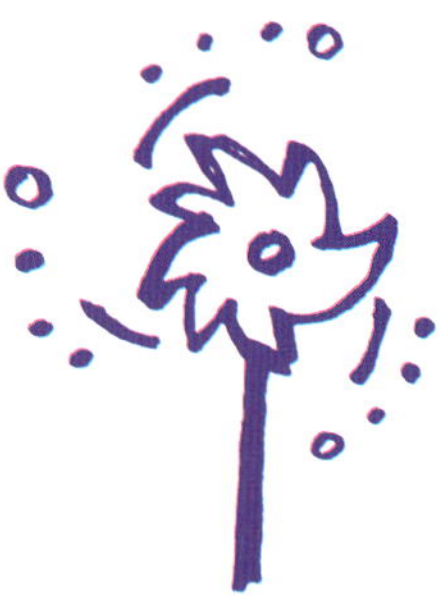

Warum brauchen Frühgeborene »Surfactant«?

Nach einer termingerechten Entbindung entfalten sich mit dem ersten Atemzug des Babys die Lungenbläschen und füllen sich mit Luft. In einer solchen ausgereiften Lunge gibt es ausreichend Surfactant, einen Stoff, der die Lungenbläschen auskleidet und verhindert, daß sie nach dem Ausatmen zusammenfallen. Vergleichbar ist diese Situation

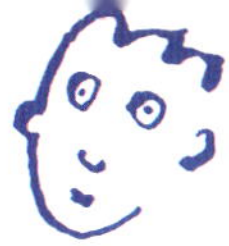

mit den stabilen Schaumbläschen, die man in einer Wasserschüssel durch Zugabe von Spülmittel erzeugen kann (siehe auch S. 29).

Surfactant verleiht den Lungenbläschen Stabilität

Einem deutlich zu früh geborenen Kind mangelt es an Surfactant. Es sei denn, man konnte es rechtzeitig im Mutterleib »behandeln«. Was das heißt? Kommt heute eine werdende Mutter mit »Frühgeburtsbestrebungen« in die Klinik, bekommt sie gewissermaßen bereits auf der Schwelle ein bestimmtes Kortisonpräparat (Dexamethason), das die Lungenreifung ihres Ungeborenen beschleunigt. In den meisten Fällen gelingt es auf diesem Weg, die Surfactantproduktion der kindlichen Lunge so anzuregen, daß die verfrühte Geburt deutlich geringere Probleme macht.

Leider gelingt diese Reifebeschleunigung nicht immer. Zum Beispiel reagieren nicht alle Ungeborenen auf das Medikament, das ihre Mutter bekommt. Außerdem braucht das Kortisonpräparat maximal 48 Stunden, bis es wirkt. Man braucht also ein bißchen Spielraum. Frauen mit Bluthochdruck oder starken Wassereinlagerungen dürfen das Kortisonpräparat nicht nehmen, weil Kortison sowohl blutdrucksteigernd wirkt als auch Ödeme (Wassereinlagerungen) begünstigt.

Surfactant macht manche künstliche Beatmung überflüssig

In diesen Fällen muß das Baby fast immer sofort nach der Geburt eine Atemhilfe bekommen, um keinen Sauerstoffmangel zu erleiden. Über den Beatmungsschlauch wird dem Baby Surfactant in die Lunge geleitet. Damit erreicht man, daß der sogenannte Beatmungsdruck der Maschine gesenkt werden kann. Anders ausgedrückt: Man muß nicht so stark »pumpen«, um die Lungenbläschen zur Entfaltung zu bringen.

In Deutschland hat man seit 1991 aus tierischen Lungen gewonnenes (in Zukunft voraussichtlich gentechnologisch hergestelltes) Surfactant zur Verfügung. Insgesamt muß man heute dank der vorbeugenden Maßnahme mit dem genannten Kortisonpräparat bzw. der Verabreichung von Surfactant sehr viel weniger Frühgeborene maschinell beatmen.

Kann die Lunge durch die Beatmung krank werden?

Wenn man einen Beatmungsschlauch in der Luftröhre hat (wie zum Beispiel nach einer schweren Operation), kann man nicht richtig husten. Das ist auch bei einem Baby so. Es bildet sich in jeder menschlichen Lunge ständig Schleim. Wer gesund ist, nimmt das gar nicht so wahr, hustet diesen Schleim ab und verschluckt ihn.

»Bronchialtoilette« nennt man das, was die Schwester bei Bettlägerigen und Intensivpatienten macht, und was auch bei einem Frühgeborenen gemacht werden muß, um das Baby vom angesammelten Schleim zu befreien. Vielen Eltern macht es Mühe, diese Prozedur mit anzusehen, doch es hilft, wenn man sich sagt: Dieser Schleim muß unbedingt aus der Luftröhre und den Bronchien entfernt werden, sonst kann es zu einer Verstopfung des Beatmungsschlauchs und der Luftröhre und damit zu Sauerstoffmangel kommen. Außerdem begünstigt eine Verschleimung einzelner Lungenareale die Entwicklung einer Lungenentzündung.

Den natürlichen Bronchialschleim kann ein Frühchen oft nicht allein abhusten

Die Infektionsgefahr ist vor allem in der ersten Zeit der künstlichen Beatmung gegeben. Wird die Atemluft auf natürlichem Weg in die Lungen eingesogen, muß sie mehrere »Filterstationen« passieren: Nase, Rachen, Luftröhre. Hier werden Staubpartikel und Keime durch Flimmerhärchen aufgehalten. Diese Reinigungsprozesse fehlen bei der künstlichen Beatmung (natürlich bemüht man sich, sie maschinell nachzuempfinden). Außerdem muß der Kehlkopf, der ansonsten vom Kehlkopfdeckel verschlossen wird, für den Beatmungsschlauch ständig offenstehen.

Dank der modernen Geräte sind Komplikationen selten

Das Beatmungsgerät und die Monitore sind heute technisch so verfeinert, daß jede auch noch so kleine Störung durch einen Alarmton angezeigt wird. Trotzdem kann damit nicht immer ein sogenannter Pneumothorax verhindert werden. Er entsteht dann, wenn die eingeatmete oder in die Lunge gepumpte Luft bereits geblähte Lungenbläschen zum Platzen bringt. Es gelangt Luft in den Brustkorb, die den anderen, unbeschädigten Lungenflügel zusammendrücken und sogar das Herz in Bedrängnis bringen kann. Ärzte handeln jetzt sofort und saugen die Luft durch einen feinen Stich zwischen vierter und fünfter Rippe ab. Noch ein paar Tage muß hier ein Drainageschlauch liegen, dann verheilt die Wunde rasch. Das Baby wird nach so einem Zwischenfall besonders intensiv überwacht (siehe auch S. 63).

Ungefähr sechs Prozent aller Frühgeborenen, die künstlich beatmet werden müssen, entwickeln eine sogenannte Umbaulunge. Es wächst im Grunde unnützes Gewebe (Bindegewebe) anstelle der Lungenbläschen. Die Lunge kann dadurch verständlicherweise ihre Aufgabe nicht mehr wie erforderlich erfüllen. Der Beatmungsdruck und die Sauerstoffkonzentration müssen erhöht werden, um einen Sauerstoffmangel zu verhindern. Es entsteht ein Teufelskreis, denn letztge-

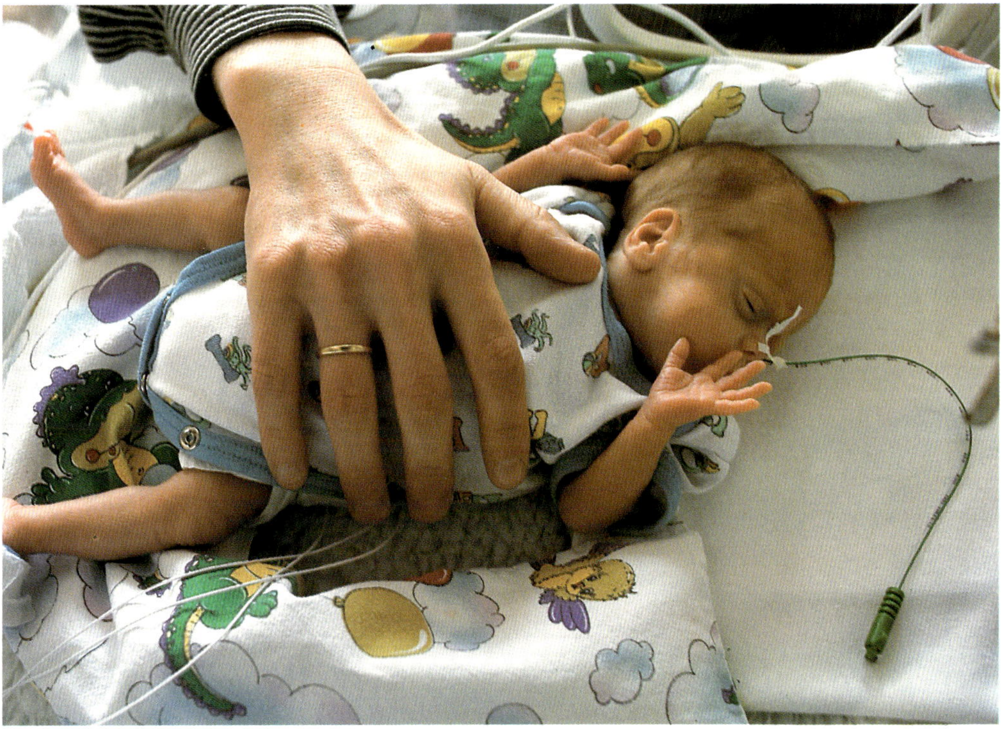

nannte Bedingungen fördern nur weitere Gewebswucherungen. Als Gegenmaßnahme gibt man Kortison und versucht so bald wie möglich die Entwöhnung vom Beatmungsgerät. Denn die Lunge erholt sich wieder, sobald sie nicht mehr künstlich beatmet werden muß. Allerdings bleiben viele der betroffenen Kinder noch für eine Weile infektanfälliger als andere.

Später können diese Kinder ein ganz normales Leben führen, weil sich während des Wachstums der Kinder auch die Zahl der Lungenbläschen vermehrt. Manche von ihnen werden allerdings keinen Leistungssport ausüben können. Doch Leistungssport ist gewiß in einem glücklichen Leben entbehrlich.

Sobald das Baby selbst atmet, kann die Lunge sich erholen

Haben alle Frühgeborenen Gelbsucht?

Die Frühgeborenengelbsucht ist eine vergleichsweise harmlose Erscheinung. Babys, die zu früh auf die Welt kommen, sind von dieser (nicht ansteckenden) Gelbsucht wesentlich häufiger betroffen. Denn

Zuviel gelber Blutfarbstoff kann den Zellen schaden

ihre Leber kann den gelben Blutfarbstoff Bilirubin noch nicht so schnell ausscheidungsfähig machen wie ein reif geborenes Baby. Deshalb lagert sich dieser Farbstoff in Organen ab und schimmert durch die Haut. In hohen Konzentrationen sollte Bilirubin nicht im Körper sein, denn sonst werden Gewebezellen, schlimmstenfalls sogar Hirnzellen geschädigt. Deshalb bestimmt man die Bilirubin-Konzentration im Blut und bestrahlt das Baby gegebenenfalls mit blauem Licht. Dieses Licht bestimmter Wellenlänge sorgt dafür, daß Bilirubin in der Haut zu einem ausscheidungsfähigen Produkt umgebaut wird.

Die Intensität der Bestrahlungen richtet sich nach der Höhe der Bilirubin-Konzentration. In dieser Zeit bekommt das Baby mehr Flüssigkeit, weil es auch mehr Wasser über die Haut verdunstet.

Hat eine Gehirnblutung immer Behinderungen zur Folge?

Allein der Begriff »Gehirnblutung« versetzt die meisten Eltern in Panik. Doch dazu besteht häufig kein Grund. Man weiß heute, daß viel mehr Frühgeborene eine Gehirnblutung erleiden, als man früher angenommen hat. Bei den Babys unter 1500 Gramm sind schätzungsweise 20 Prozent von leichten Blutungen ohne bleibende Schäden betroffen.

Viele Gehirnblutungen spielen sich »insgeheim« und ohne Folgen ab

Über die Ursache der Hirnblutungen bei Frühgeborenen gibt es bis heute nur Hypothesen. Man kann davon ausgehen, daß Hirnblutungen bei Frühgeborenen einen ganz anderen Hintergrund haben als bei großen Kindern und Erwachsenen. Bei Letztgenannten können Unfälle, Schlaganfälle oder angeborene Gefäßfehlbildungen (sogenannte Hirn-Aneurysmen) zu Gehirnblutungen führen, die schnellsten behandelt werden müssen, um bleibende Schäden zu verhindern.

Viele Frühgeborene haben noch keine ausgereifte Selbstschutzvorrichtung des Gehirns, die vor allem dafür sorgt, daß eine Blutdruckerhöhung sich nicht im Gehirn auswirkt. Erst im Alter von etwa 34 Wochen ist dieser Reifungsprozeß abgeschlossen. Ein erhöhter Blutdruck ist sehr belastend für die Gefäße, zumal für diese noch sehr zarten, dünnen Adern. So kann es durch den erhöhten Blutdruck zum Platzen eines Gefäßes und zum Bluten in das Gewebe kommen.

Vermutlich kann auch Streß eine Gehirnblutung mitbedingen

Nun klingt das so, als hätten viele Frühgeborene einen Bluthochdruck. Doch das trifft nur ganz selten zu. Wahrscheinlich ist eher, daß viele Frühchen einen zu niedrigen Blutdruck haben und damit eine Minderdurchblutung der Hirnregion vorliegt. Diese Minderdurchblu-

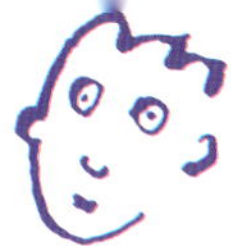

tung geht mit einer Sauerstoffunterversorgung einher, die sich langfristig schädigend auf die feinen Gefäße auswirkt. Wenn nun der Blutdruck wieder in den normalen Bereich ansteigt, halten die geschädigten »Schläuchlein« diesem nicht mehr stand. Es kommt zur Hirnblutung. Diese Theorie wird von den meisten Experten vertreten.

Inzwischen ahnt man auch, was (unter etlichen ungeklärten Auslösern) den Blutdruck eines so kleinen Wesens erhöhen könnte: jede Form von Streß. Das kann der Streß bei der Geburt sein, der Streß auf dem Transport per Krankenwagen in eine Kinderklinik (siehe dazu auch S. 32) oder der Streß bei allen unangenehmen Pflegemaßnahmen (wie etwa das Absaugen des Bronchialschleims). Wissenschaftliche Beweise dafür liegen nicht vor – aber wer will schon so eine Studie durchführen?

Jeder Transport ist Streß für ein Frühgeborenes

Wenn Erwachsene eine Hirnblutung erleiden, sind viele von ihnen für den Rest ihres Lebens gezeichnet. Bei Frühgeborenen ist die Prognose deutlich besser. Das ist nicht zuletzt der intensivmedizinischen Betreuung zu verdanken, die heute angeboten werden kann. Kleine Frühgeborene werden engmaschig durch Ultraschall überwacht, so daß man bereits kleinste Blutungen entdecken kann.

80 Prozent der Hirnblutungen treten in den ersten 24 Lebensstunden auf. Auch über diese Zeit hinaus gibt man sich Mühe, die Umgebung des Babys so streßarm wie möglich zu gestalten. Pflegerische und medizinische Maßnahmen werden behutsam durchgeführt. Niemals wird unnötig an dem Baby »herumhantiert«.

Einen entscheidenden Beitrag können auch die Eltern leisten, indem sie alles daran setzen, daß ihr Kind in einer Klinik mit Frühgeborenen-Intensivstation zur Welt kommt. Man weiß mittlerweile, daß für so einen Winzling ein Transport zu einer anderen Klinik einen für uns, die wir täglich Auto fahren, unvorstellbaren Streß bedeutet. Dennoch muß klar gesagt werden: Es gibt kein Patentrezept, eine Hirnblutung zu verhindern.

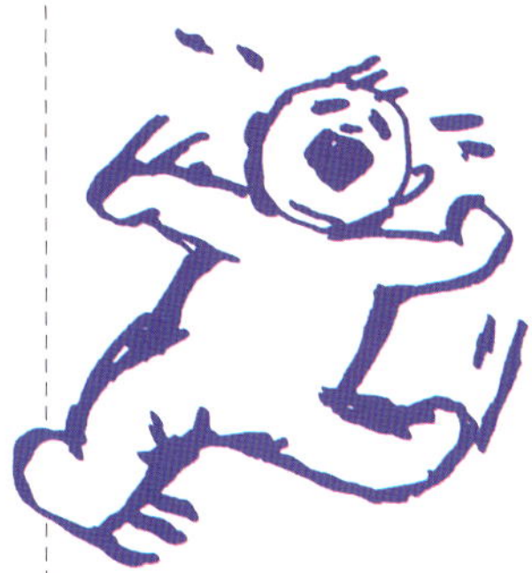

Was versteht man unter dem »Atemnotsyndrom«?

Schön öfter war in diesem Buch von Surfactant die Rede, einer Substanz, die nötig, ist, damit die Lungenbläschen auch nach dem Ausatmen prall wie aufgeblasene Luftballons bleiben. Kinder, die vor der

34. Schwangerschaftswoche geboren werden, haben noch nicht genug von dieser Substanz. Die Lungenbläschen fallen nach dem Ausatmem wieder in sich zusammen. Ein Einströmen der Luft wird behindert, es kann kein Sauerstoff ins Blut übertragen werden.

Schlaffe Lungenbläschen taugen nicht zum Atmen

In den schlaffen Lungenbläschen bilden sich feine Eiweißhäutchen, die die normale Atmung erst recht behindern. Man spricht jetzt von einem Atemnotsyndrom. Es kann auf verschiedene Weise behandelt werden. Eine Möglichkeit ist die Methode mit der Sauerstoffhaube. Das Baby bekommt eine durchsichtige Plastikhaube übergestülpt, die dazu dient, die Atemluft mit zusätzlichem Sauerstoff anzureichern. Durch einen Schlauch bekommt das Frühgeborene vorgewärmte und angefeuchtete Luft mit exakt dosiertem Sauerstoff zugeführt.

Um die Lungenbläschen offen zu halten, genügt oft ein erhöhter Luftdruck im Rachen

Bekommt man das Problem damit nicht in den Griff, was der Arzt wiederum an den Ergebnissen der Blutgasanalyse sehen kann, wird man das Baby vorübergehend an ein Beatmungsgerät anschließen. Nicht immer bedeutet das »künstliche Beatmung« im klassischen Sinn. Es gibt auch »Vorstufen«: Mit einem dünnen, weichen Plastikschlauch, der durch ein Nasenloch in den Rachen führt, wird dem Kind die nötige sauerstoffhaltige Luft zugeführt. In der Fachsprache nennt man das Continuous Positive Airway Pressure (CPAP). Man beatmet das Kind nicht, sondern man baut im Rachen einen erhöhten Druck auf, was die Lungenbläschen am Zusammenfallen hindert. Das Kind atmet also relativ selbständig.

Wann kann das Baby aus dem Brutkasten?

Erfahrungsgemäß verläßt ein Baby mit einem Gewicht von etwa 1300 bis 1500 Gramm den Inkubator. Aber auch dies wird von Klinik zu Klinik individuell geregelt. Dann bekommt das Kind Babykleidung an und ist nicht mehr »verkabelt«. Wenn es sich noch ein Stück weiter entwickelt hat, braucht es auch kein geheiztes Bettchen mehr und kann bald nach Hause entlassen werden.

Vom Brutkasten erstmal ins Wärmebettchen

Ganz allein vom Gewicht eines Kindes kann man seine »Entlassung« aus dem Brutkasten natürlich nicht abhängig machen. Entscheidend ist, ob und wieviel Unterstützung es noch braucht, um seine notwendige Körpertemperatur zu halten. Die sehr kleinen Frühchen mit etwa 500 Gramm Gewicht brauchen zu Anfang 38 bis 39 Grad Celsius in ihrer Umgebung, damit ihre Körpertemperatur nicht unter 37 Grad absinkt. Die modernen Inkubatoren stellen sich

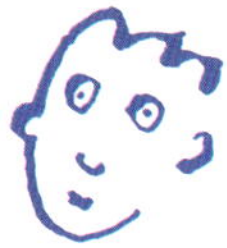

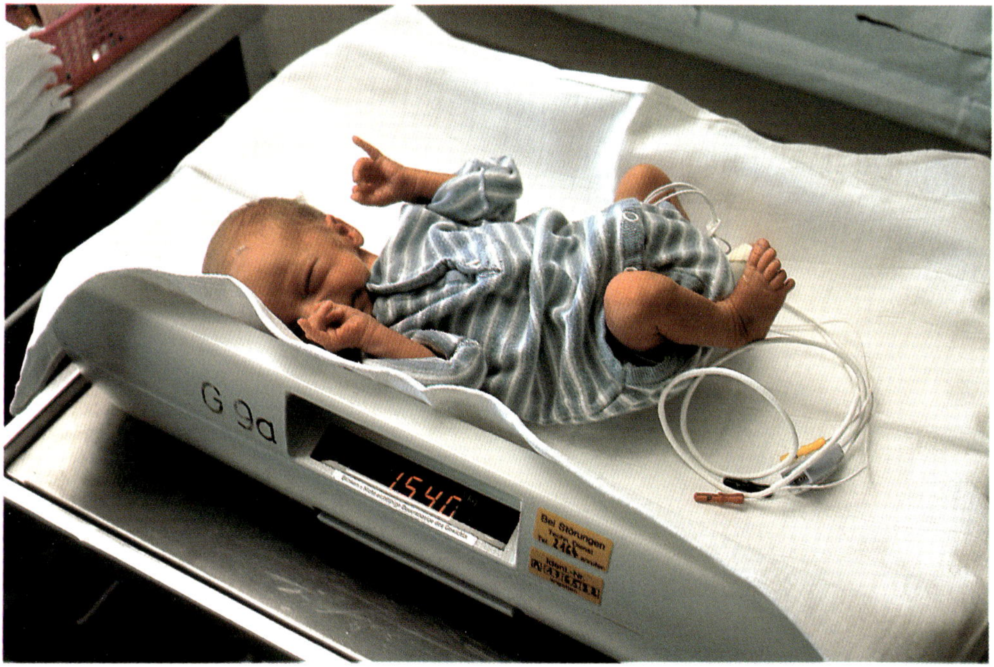

automatisch auf die Bedürfnisse des Frühchens ein. Braucht ein Baby nur noch 32 Grad Inkubatortemperatur, genügt ihm bald ein Wärmebettchen.

Nun können Sie daran gehen, das Kinderzimmer für den großen Empfang bereit zu machen. Wenn noch nicht geschehen, komplettieren Sie jetzt die Babyausstattung. Wie wäre es, wenn Sie nach getaner Arbeit mit Ihrem Partner in ein schönes Restaurant gingen? Sie haben es sich verdient!

Das Gewicht entscheidet nicht allein darüber, wann das Baby den Brutkasten verlassen kann

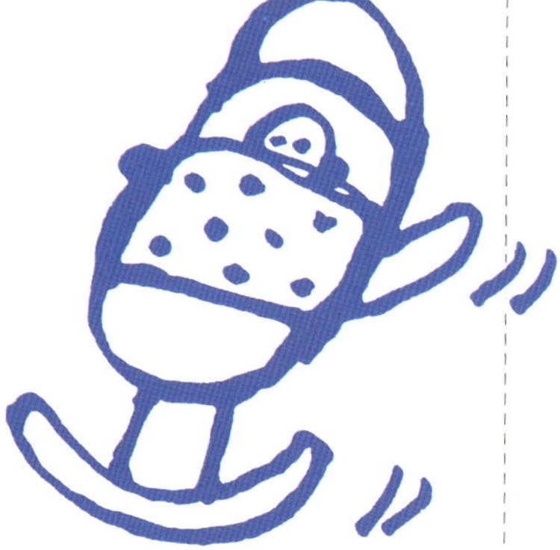

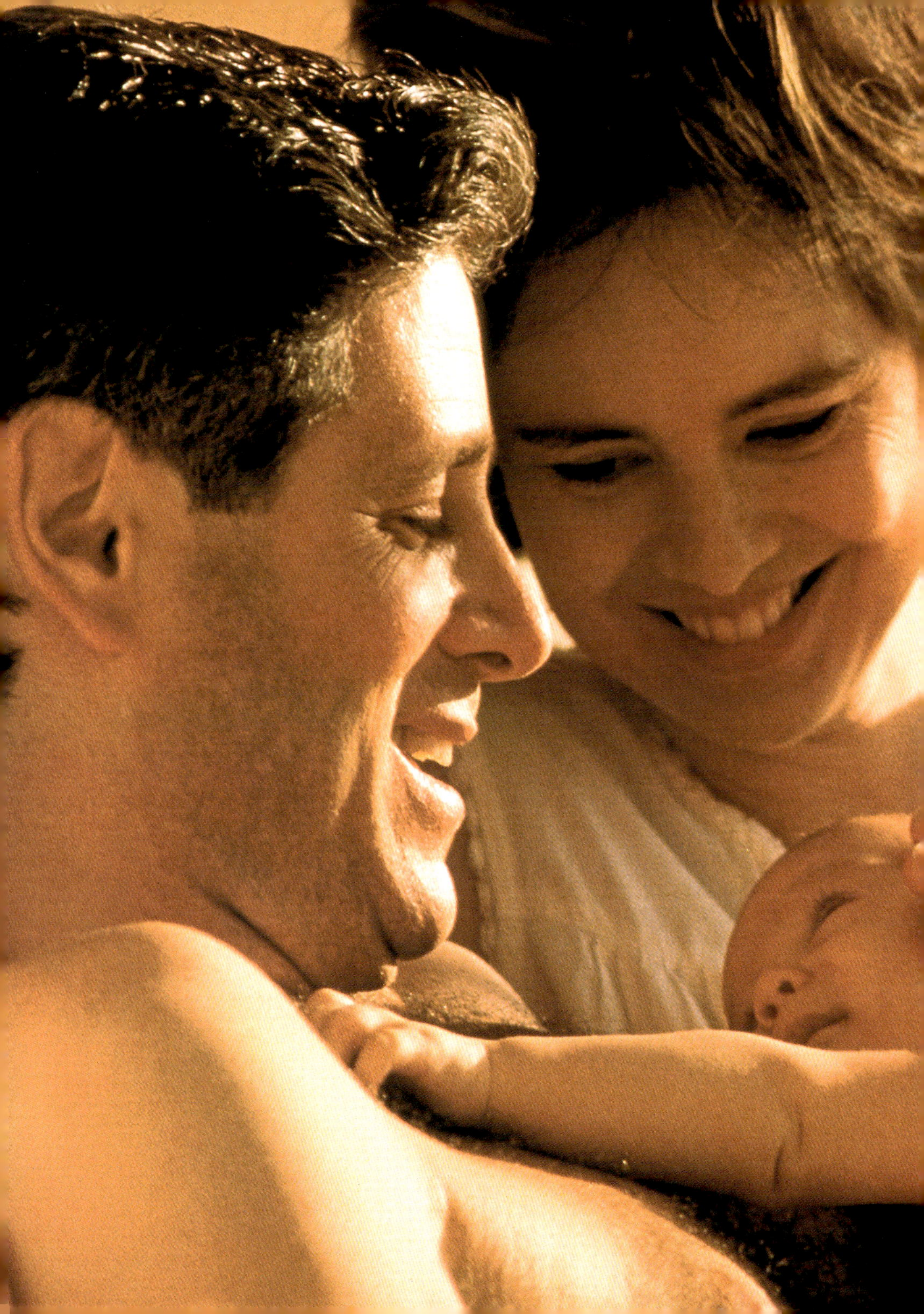

VI. Endlich entlassen – und dann?

Das A und O für eine günstige Entwicklung des Frühchens: in eine fröhliche, stabile Familie hineinwachsen können

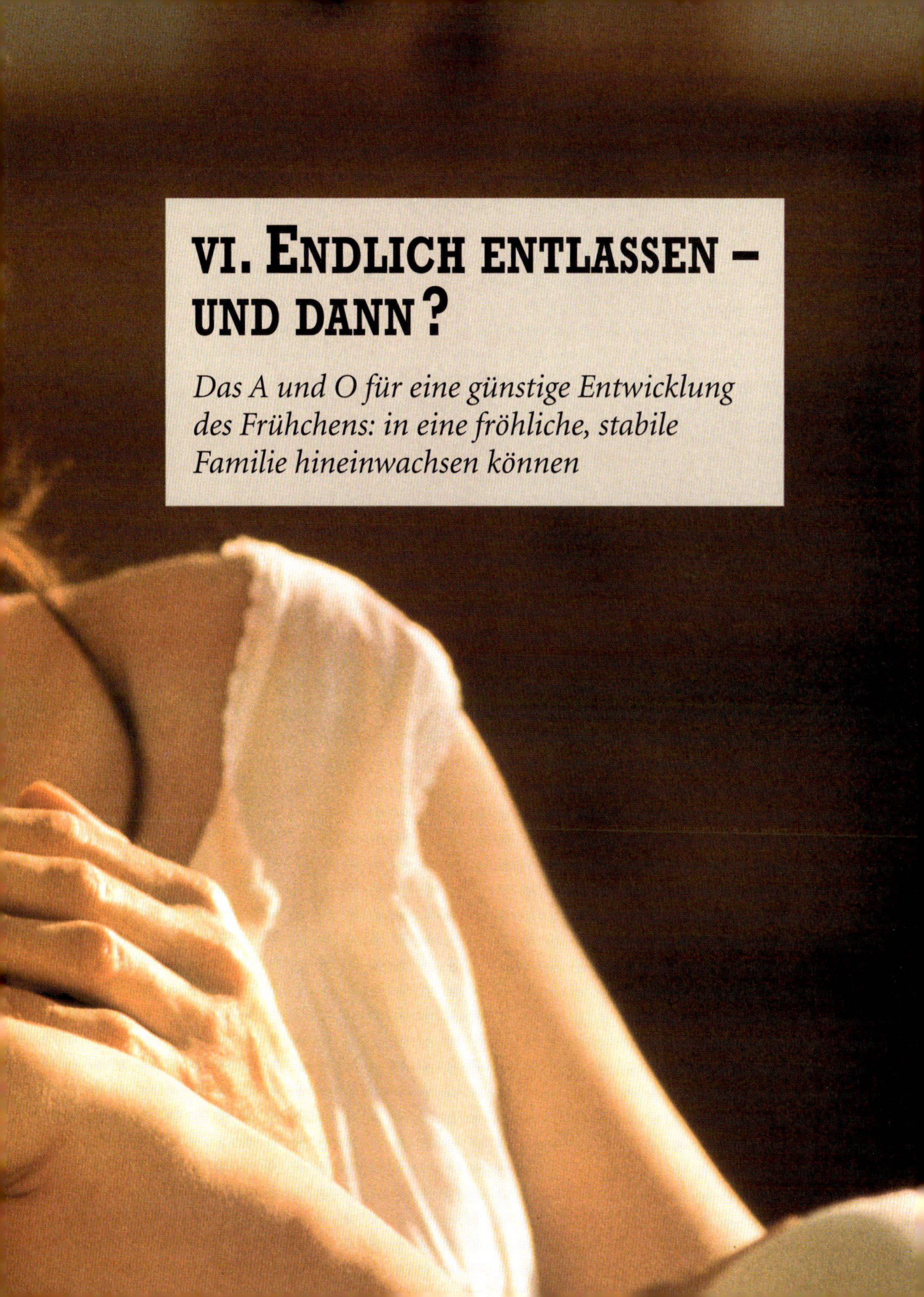

Irgendwann muß doch der große Tag kommen: Das Baby bekommt die von zu Hause mitgebrachte Kleidung an, wird in seinen Tragekorb gelegt und voller Stolz zum Parkplatz getragen. Es ist geschafft! Jetzt wird das Kleine endlich sein Zuhause kennenlernen. Doch manche Eltern sehen diesem Tag nicht nur mit Ungeduld, sondern auch mit Ängsten entgegen.

»Wann kann mein Baby nach Hause?«

Wann ein Baby ent- lassen wird, entscheidet jede Klinik auf der Grundlage ihrer bisher gemachten Erfahrungen

Auf diese Frage, die vielen Eltern auf den Nägeln brennt, kann man keine eindeutige Antwort geben, denn das wird von Klinik zu Klinik unterschiedlich gehandhabt.

Als grobe Richtlinie gilt: Wenn ein Baby zwischen 120 und 160 Milliliter trinken kann, ohne sich häufig zu verschlucken, und wenn es täglich etwa 25 Gramm zunimmt – und sonst keine Probleme mehr bestehen – darf es nach Hause.

An der Universitätsklinik Ulm müssen folgende Kriterien erfüllt sein, damit ein Frühchen nach Hause kann:

- Das Kind muß temperaturstabil sein, das heißt, es muß ohne Heizmatten oder ähnliche unterstützende Maßnahmen seine Körpertemperatur halten können.
- Es muß alles trinken können, was es zum Wachsen braucht.
- Die Mutter/der Vater muß das Kind mit nach Hause nehmen wollen (Ja, das gibt es: Manche Eltern wollen erst noch die Wohnung renovieren oder in Urlaub fahren. Manche Mütter haben Angst vor der Verantwortung, mit der sie zu Hause allein sein werden).
- Die Schwestern müssen überzeugt sein, daß die Mutter in der Lage ist, den Alltag mit einem Frühchen zu bewältigen.
- Als weiteres, aber nicht ausschlaggebendes Kriterium gilt in Ulm das Gewicht des Frühchens: 1800 Gramm (sehr viel weniger als an vielen anderen Kliniken!). Wiegt ein Baby beispielsweise nur 1500 Gramm, sind aber die vier obengenannten Kriterien erfüllt, so erlauben die Ulmer Ärzte dennoch die Entlassung. Umgekehrt gibt es Babys, die bei ihrer Entlassung bereits 2500 Gramm wiegen, weil vorher die entscheidenden Kriterien nicht erfüllt waren.

Wieder einmal spielt das Gewicht nicht die Hauptrolle!

Sie sehen: Es spielen etliche Faktoren mit, wenn Ärzte die Entscheidung zur Entlassung treffen. Drängen Sie nicht, zeigen Sie aber, daß Sie sich der Betreuung zu Hause gewachsen fühlen.

WIE ES IN IHRER KLINIK auch gehandhabt werden mag: Der Gedanke an den Tag, an dem Sie Ihr Kind zum ersten Mal mit seinem Elternhaus bekanntmachen werden, sollte Ihnen Ansporn sein, auch in schwierigen Stunden nicht den Mut zu verlieren.

Sich Zeit lassen auf dem Weg nach Hause

Ein Frühgeborenes wird nicht von einem auf den anderen Tag entlassen. Es bedarf einiger Vorbereitungen, und die Ärzte und Schwestern wollen dem Kind nicht sämtliche Abschlußuntersuchungen in kurzer Folge zumuten.

Welche Programmpunkte diese Abschlußuntersuchung umfaßt, ist einerseits von der Klinik abhängig, und andererseits von den Bereichen, in denen das Baby Schwierigkeiten hatte.

Auf jeden Fall aber wird noch einmal eine Ultraschalluntersuchung des Gehirns sowie in speziellen Fällen ein EEG (Elektroenzephalogramm = Aufzeichnung der Hirnströme) gemacht. Auch eine Untersuchung des Augenhintergrunds wird durchgeführt, um den Reifezustand der Netzhaut zu beurteilen. Gelegentlich wird bei Babys, deren Herz- und Lungenfunktion problematisch war, eine Ultraschalluntersuchung gemacht. Dabei kann man feststellen, ob die rechte Herzkammer verdickt ist. Dies wäre ein Hinweis auf eine chronische Lungenerkrankung mit einem erhöhten Druck im Lungenkreislauf.

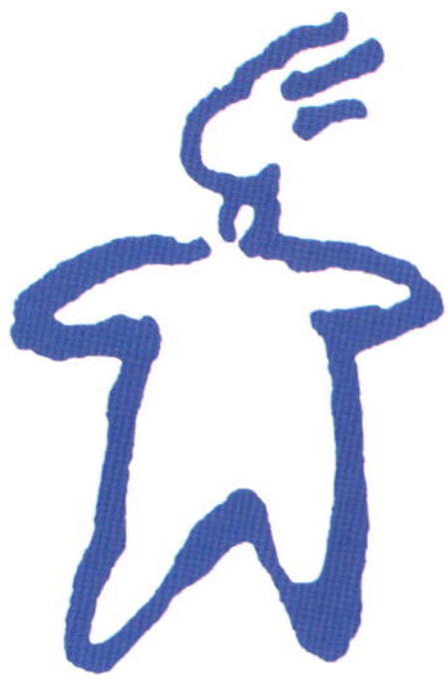

Die Abschlußuntersuchung: kein Check-up von Kopf bis Fuß

Der Kinderarzt gibt den Eltern noch ein paar Verhaltensmaßregeln mit auf den Weg und empfiehlt, wann die erste Nachuntersuchung stattfinden soll. Wenn die Eltern bestimmte gymnastische Übungen mit ihrem Kind durchführen sollen, werden ihnen die noch einmal von der Krankengymnastin gezeigt.

Was man zu Hause haben sollte, wenn ein Baby seine Familie »erobert«, braucht hier sicher nicht extra aufgezählt zu werden. Es geht um die Dinge, die Eltern von Frühgeborenen wissen müssen oder brauchen, um den Übergang vom Klinikalltag, wo jederzeit jemand für Fragen und Unterstützung zur Verfügung stand, zu dem oft mühsamen Alltag in den eigenen vier Wänden zu schaffen. Einer der Partner geht wieder in seinen Beruf, vielleicht sind Geschwister da, die auch Zuwendung und Aufmerksamkeit brauchen.

Wie geht es weiter mit dem Stillen?

Für kurze Zeit kann das Stillen jetzt wieder schwieriger werden

Vor allem das Stillen ist für manche Mütter plötzlich wieder schwieriger, wenn die Unterstützung der Schwestern fehlt. Bleiben Sie dabei: Legen Sie möglichst oft an, damit der Milchfluß angeregt wird – und vergessen Sie selbst das Trinken nicht!

Viele Mütter benötigen eine Milchpumpe für zu Hause. Mit einem Handgerät tun sich die meisten schwer, zudem ist die Prozedur ziemlich mühselig. Man kann elektrische Milchpumpen in der Apotheke leihen. Die Kasse übernimmt die Kosten, wenn man eine ärztliche Bescheinigung vorlegt.

Beachten Sie besonders die Hygienevorschriften, die Sie wahrscheinlich bereits in der Klinik kennengelernt haben. Es ist ein Unterschied, ob ein Baby die Muttermilch direkt aus der Brustwarze saugt oder ob die Milch erst einmal in ein Gefäß gepumpt, womöglich im Kühlschrank zwischengelagert und später dann in eine Flasche gegeben wird. Alle Gefäße, in die die Milch kommt, müssen sterilisiert werden. Auch die Pumpe selbst muß regelmäßig gereinigt werden.

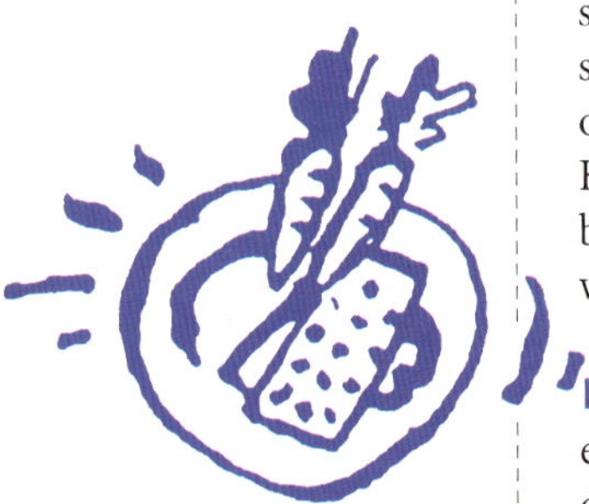

Die Brustwarzen müssen keineswegs abgeseift werden, das würde das empfindliche Hautmilieu stören, und die Brustwarzen für Entzündungen anfällig machen. Es genügt, wenn man die Brust abbraust und mit einem sauberen Tuch trockentupft.

Etliche Neugeborenen-Spezialisten plädieren dafür, vor dem Abpumpen die Brustwarze mit Wasser und Seife zu reinigen. Es gibt dagegen Stimmen, vor allem von Hebammen, die es schädlich finden – sowohl für die Mutter als auch für das Kind.

WIE LANGE HALTBAR ist abgepumpte Muttermilch? Im Kühlschrank sollten Sie sie maximal 18 Stunden aufbewahren. Tiefgekühlt hält sie sich sechs Wochen. – Die einzelnen Portionen deshalb unbedingt mit Datum versehen!

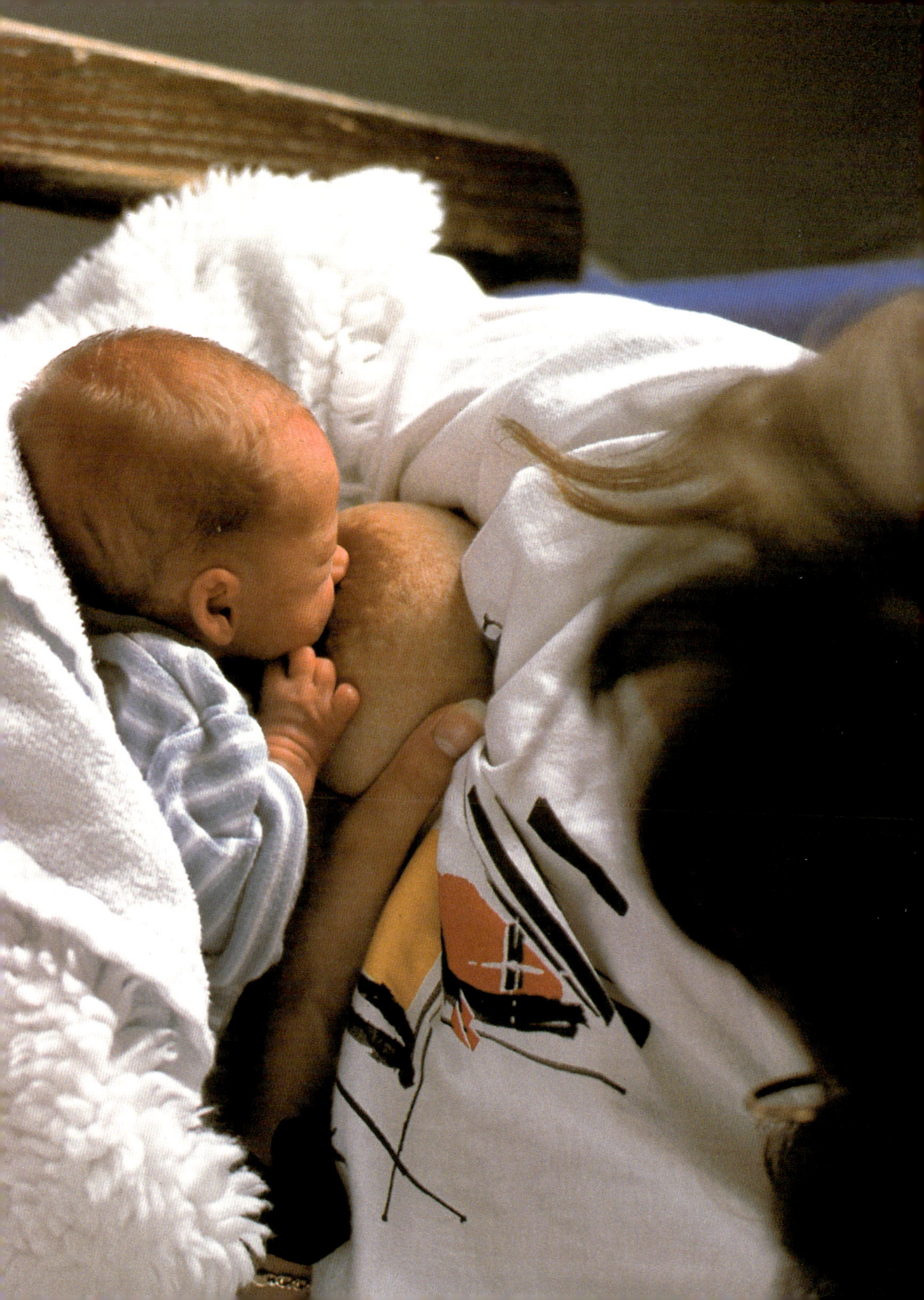

Will man Muttermilch einfrieren, muß man einiges beachten

Wenn man Milch zum Einfrieren abpumpt, schüttet man die ersten Tropfen weg. Die abgepumpte Milch sollte so wenig wie möglich umgeschüttet werden. Vor allem bitte kein Glasgefäß benutzen. Der Grund: Die für das Kind wichtigen Makrophagen – Zellen, die seiner Abwehr dienen – bleiben an der Glaswand hängen. Das gut verschlossene Gefäß mit der Muttermilch kommt sofort in den Tiefkühlschrank.

Aufgetaut wird die Milch am besten in der Mikrowelle im Auftauprogramm (notfalls auch im Wasserbad), also möglichst rasch. Je länger der Auftauprozeß dauert, um so mehr Keime können sich entwickeln.

Jeder sieht, daß es ein Frühchen ist...

Ein zu früh geborenes Baby ist nicht nur kleiner als ein termingerecht zur Welt gekommenes Kind, es sieht auch ein bißchen anders aus. Manche haben da Haare, wo andere Babys keine haben. Viele haben Augenlider wie kleine Vögelchen und Fältchen auf der Haut. Außerdem sind die meisten Frühchen krankheitsanfälliger, unruhiger und launischer. Doch das alles »wächst« sich meist aus – es dauert nur eben etwas länger als bei seinen Altersgenossen.

Nach spätestens zwölf Monaten sind die meisten Frühchen wie alle anderen Kinder auch

Durch die intensive medizinische Versorgung und die vielen Erkenntnisse, die man heute über die Entwicklung von Frühgeborenen hat, sind die Aussichten auf eine gesunde körperliche und geistige Entwicklung sehr günstig. Im Durchschnitt benötigen Frühchen ein Jahr, um ihren Rückstand bezüglich Gewicht und körperlicher Reife aufzuholen. Nur die extrem früh Geborenen, die noch vor wenigen Jahren kaum eine Überlebenschance hatten, brauchen manchmal bis zum sechsten Lebensjahr, um sich von ihrem vorzeitigen Erscheinen auf der Welt zu erholen.

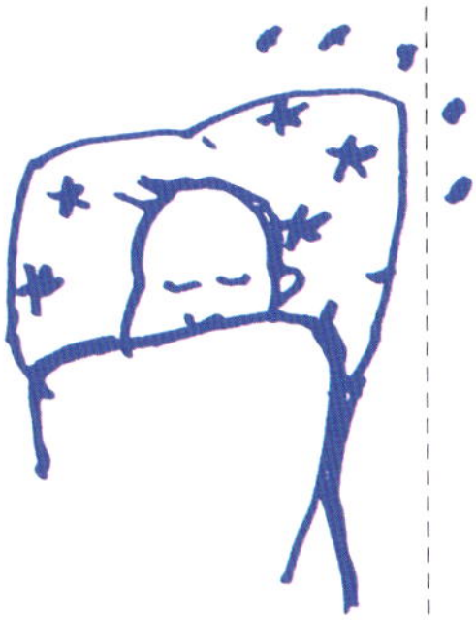

»Ansehen« wird man Ihrem Kind also schon recht bald nicht mehr, daß es zu kurze Zeit im Mutterleib war. Zarte und kleine Kinder gibt es auch unter den Termingeborenen.

Sie werden aber in bestimmten Bereichen seiner geistigen Entwicklung mehr Geduld brauchen. Manche Kinder denken sehr langsam, scheinen mitunter »auf der Leitung« zu stehen. Das bleibt nicht so, es handelt sich lediglich um eine Entwicklungsverzögerung. Das Erkennen und Einordnen ähnlicher Bilder beispielsweise haben Frühchen manchmal erst im zweiten oder dritten Lebensjahr begriffen. Was sie hören, können viele noch nicht richtig umsetzen – obwohl mit ihrem Gehör alles in Ordnung ist.

SPIELEN SIE VIEL MIT IHREM KIND, aber überfordern Sie es nicht! Entwicklungsfortschritte kann man nicht erzwingen, man kann nur Angebote machen. Richten Sie Ihr Augenmerk vor allem auf das, was Ihr Kind schon kann und schauen Sie nicht wie gebannt auf das, was es noch nicht kann. Vergessen Sie nicht, daß jeder Mensch sein eigenes Tempo lebt. Niemand mag gern ständig angetrieben (oder gebremst) werden.

Sorgen Sie für ein entspanntes Klima in Ihrer Familie. Hektik, Elternstreit, häufig wechselnde Tagesmütter oder gar Scheidung, Alkoholabhängigkeit und Vernachlässigung beeinträchtigen die Entwicklung eines Frühgeborenen besonders. Noch etwas: Seien Sie zuversichtlich! Das hilft Ihnen – und Ihrem Kind.

Kann ein Laie Entwicklungsstörungen erkennen?

In der 22. Schwangerschaftswoche sind bereits alle Nervenzellen vorhanden, die störanfälligen Teilungsprozesse also abgeschlossen. Was jetzt noch fehlt, sind die Verbindungen zwischen ihnen. Zu diesem Zwecke wandern die Nervenzellen zu ihrem Bestimmungsort, um dort »vor Anker zu gehen« und sich zu verästeln. Zwar sind diese Vorgänge im genetischen Programm vorbestimmt, doch es bedarf zusätzlich bestimmter Reize aus der Umwelt. Ein ausgereiftes, gesundes Baby bekommt diese Reize in einer gut verträglichen Dosierung zu Hause bei seiner Familie. Das Frühgeborene ist auch in der behutsamsten Klinik mehr Streß ausgesetzt und damit einem Zuviel an Reizen. Und das ist für das unterentwickelte Zentralnervensystem eine große Belastung.

Jedes Nervensystem braucht ein ausgewogenes Maß an Reizen, um sich optimal entwickeln zu können

Nicht alle Störungen oder Entwicklungsverzögerungen kann man in der Klinik oder bei den Vorsorge-Terminen erkennen. Oft sind es die Eltern, denen an ihrem Kind etwas Beunruhigendes auffällt. Dies muß kein Hinweis auf eine Störung sein, aber man sollte seine Beobachtungen doch so bald wie möglich seinem Kinderarzt mitteilen. Folgende Symptome sollten Sie abklären lassen:

- Ihr Kind schreit oft sehr schrill und läßt sich nicht beruhigen.
- Ihr Kind schreit sehr viel und läßt sich durch nichts ablenken, möchte auch nicht hochgenommen werden.
- Ihr Kind kann nicht mit beiden Beinchen gleichermaßen strampeln.
- Ihr Kind »rudert« vor allem mit einem Ärmchen.
- Ihr Kind tut sich beim Schlucken schwer.
- Ihr Kind trinkt lustlos.
- Ihr Kind schafft es nicht, einen Gegenstand zum Mund zu führen, »trifft« immer vorbei.
- Ihr Kind hat drei Monate nach seinem errechneten Geburtstermin noch niemals gelächelt.
- Ihr Kind hat bis zu diesem Zeitpunkt noch nie einen Gegenstand mit den Augen verfolgt.
- Ihr Kind kann 13 Wochen nach seinem errechneten Geburtstermin sein Köpfchen noch nicht selbständig halten.
- Ihr Kind gibt mit sieben Monaten noch immer nicht ein Spielzeug von einer Hand in die andere.
- Ihr Kind kann sich neun Monate nach seinem errechneten Geburtstermin noch nicht von der Rücken- in die Bauchlage bewegen.

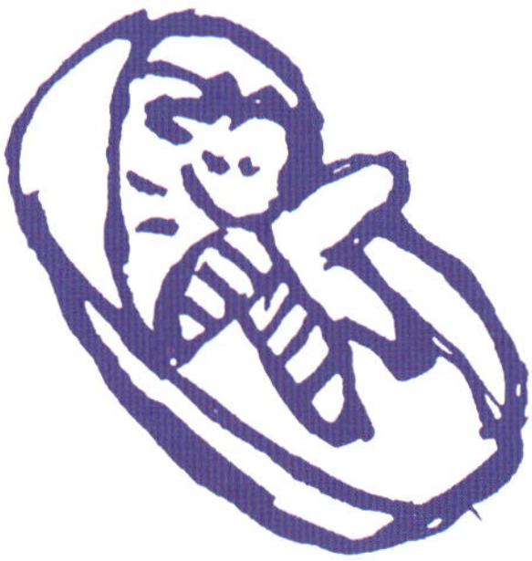

Mancher Entwicklungsprozeß braucht fachliche Unterstützung

Auch bei älteren Kindern können sich erstmals Entwicklungsstörungen bemerkbar machen, beispielsweise, wenn sie mit fünf oder sechs Jahren nicht auf einem liegenden Baumstamm balancieren können, nicht auf einem Bein hüpfen oder einen normal großen Ball auffangen können.

Nichts von all dem muß zwangsläufig ein Hinweis auf eine schwerwiegende Entwicklungsstörung sein. Doch Sie sollten Ihre eigenen Beobachtungen sehr ernst nehmen. Falls Ihr Kinderarzt Sie beruhigen möchte, Sie aber Ihr »ungutes« Gefühl nicht loswerden – lassen Sie sich zu einem kinderneurologischen Spezialisten überweisen. Es gibt sie an den meisten Universitätskliniken. Einige Adressen finden Sie auf S. 93.

Die Therapie einer Entwicklungsverzögerung oder -störung ist nur dann erfolgversprechend, wenn die Eltern mit einbezogen werden. Fachleute in sozialpädiatrischen oder kinderneurologischen Zentren werden Ihnen jede Maßnahme erklären und Ihnen zeigen, was Sie zu Hause tun können.

Der Alltag mit einem besonderen Kind

Permanente Schonung ist genauso falsch wie häufige Überforderung

Ihr Kind wird bald sein wie alle anderen auch. Trotzdem gibt es einige Punkte, die in den ersten Lebensmonaten, vielleicht sogar -jahren, Ihres Kindes etwas anders sind. An anderer Stelle wurde bereits gesagt, daß Kinder, die zu früh das Licht der Welt erblickt haben, nicht immer so ausgeglichen sind wie Termingeborene. Das bedeutet, daß sie nicht überfordert werden dürfen. Doch gleichzeitig brauchen sie für ihre gesunde Entwicklung sinnvolle Anregungen.

Immer mit der Ruhe!

Das rechte Mittelmaß zwischen Über- und Unterforderung zu finden, ist für Frühcheneltern nicht immer leicht. Strömen zu viele Reize auf das Kind ein, wird es nervös, weint viel und nimmt am liebsten gar nichts mehr auf. Da prallen dann auch wohl gemeinte Anregungen und Spielangebote der Eltern ab. Wenn Mütter und Väter dies falsch verstehen, kann es passieren, daß sie immer noch mehr und noch eindringlicher Angebote machen und dem Kind damit buchstäblich auf die Nerven gehen.

Vermeiden Sie laute Geräusche und hektische Bewegungen!

Deshalb ein wichtiger Rat: Nehmen Sie sich viel Zeit, um Ihr Kind zu beobachten! Seien Sie selbst nach Möglichkeit ruhig und besonnen, führen Sie keine hektischen Bewegungen aus. Das gilt natürlich in erster Linie für den Umgang mit dem Baby, also etwa beim Baden, Wickeln und Füttern. Es gilt aber auch für Ihr Tun in der Nähe Ihres Kindes. Lassen Sie sich selbst nicht von Ihrer Umgebung stressen. Sorgen Sie möglichst dafür, daß nicht unablässig das Telefon läutet (stellen Sie die Glocke leise!) oder die Türglocke geht. Jedes plötzliche laute Geräusch bedeutet Streß für Ihr Kind.

WENN ES SICH ÜBERFORDERT FÜHLT, können Eltern ihrem Kind das ansehen. Quengeln, Schreien, Sich-Wegdrehen, schnelles oder unregelmäßiges Atmen, Sich-Überstrecken (der Kopf wird dabei gewissermaßen von oben ins Kissen gebohrt), Veränderung der Hautfarbe – all das sind ziemlich sichere Hinweise darauf, daß Ihr Kind jetzt seine Ruhe haben möchte.

Manchmal liest man, daß das Wickeln bei Frühgeborenen flott gehen muß, weil es ihnen keinen Spaß macht, nackt zu sein und zu strampeln, weil ihre Haut sehr empfindlich ist und weil sie leicht auskühlen. Das ist zwar alles richtig, aber noch viel wichtiger ist: Legen Sie trotzdem niemals Hektik an den Tag.

Alles Abrupte kann diese Babys erschrecken. Am besten bereiten Sie vor dem Wickeln alles, was Sie brauchen werden, so vor, daß sie ruhig einen Schritt nach dem anderen machen können. Lassen Sie sich auch nicht durch das Schreien Ihres Babys aus der Fassung bringen – auch wenn es schwerfällt. Sie tun Ihrem Kind keinen Gefallen, wenn Sie sich beeilen. Frühchen reagieren sofort gestreßt, sobald sich eine gewisse Unruhe bemerkbar macht.

Nehmen Sie Ihr Kind stets langsam und behutsam aus seinem Bettchen!

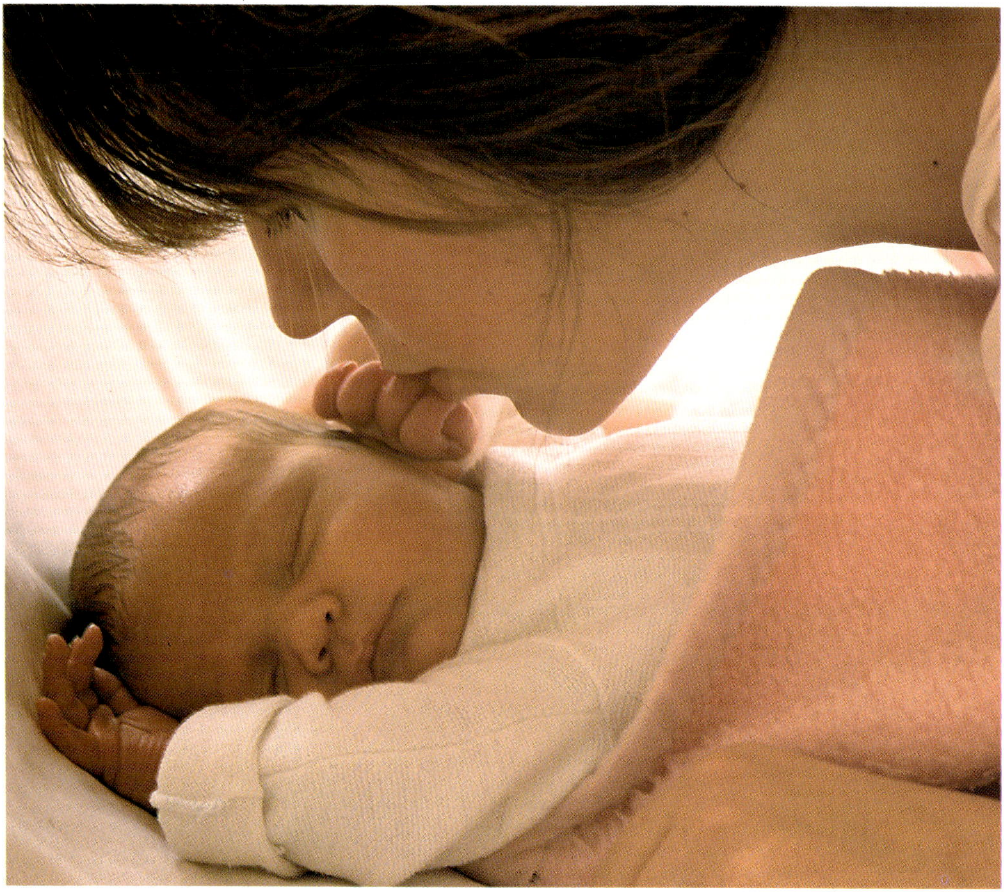

EINE WÄRMENDE INFRAROTLAMPE über dem Wickeltisch kann manchen Frühchen die Wickelprozedur etwas schmackhafter machen. Eine Anschaffung aus zweiter Hand (Secondhand-Laden, Annoncen, Aushang beim Kinderarzt, Kindergarten oder im Supermarkt) ist sinnvoller als eine Neuinvestition. Es ist nicht gesagt, daß die Wärme sich in entscheidendem Ausmaß beruhigend auf Ihr Baby auswirkt. Einen (preisgünstigen) Versuch kann es aber wert sein.

Auch wenn Frühchen leicht frieren – wickeln Sie Ihr Kind niemals hastig!

Wenn Sie mit Ihrem Kind sprechen, tun Sie das in gedämpftem Ton. Schauen Sie Ihr Kind liebevoll dabei an und machen Sie viele Pausen. Wenn Sie ihm ein Spielzeug zeigen, lassen Sie ihm Zeit, es zu betrachten. Wenn es das Spielzeug nicht lange halten kann, heben Sie es langsam wieder auf und reichen Sie es Ihrem Kind ein weiteres Mal. Halten Sie Ihre Hand stützend darunter, damit es den Gegenstand nicht gleich wieder verliert. So machen Sie Ihrem Kind Mut, ohne es zu überfordern.

Sprechen Sie gedämpft und langsam zu Ihrem Kind!

Gegen Ende des ersten Lebensjahres haben die meisten Kinder aufgeholt und verarbeiten auf sie einwirkende Eindrücke altersgerecht.

Der Schlaf der Frühgeborenen

Auch viele Eltern termingeborener Kinder stöhnen über die gestörten Nächte mit einem Baby. Ein Frühgeborenes hat wegen physiologischer Reifeverzögerungen und seinem Aufenthalt in der Klinik (Licht, Unruhe zu jeder Tages- und Nachtzeit) oft einen Schlaf-Wach-Rhythmus, der seinen Eltern den Schlaf raubt. Frühgeborene brauchen zwar viel Schlaf, doch der ist meist unterbrochen von zahllosen kurzen Wachphasen. Damit müssen Eltern fertig werden.

Deshalb ist es sinnvoll, sich in den ersten Monaten mit dem Baby darauf einzurichten, immer beizeiten ins Bett zu gehen, um insgesamt auf ein akzeptables Schlafpensum zu kommen. Darüber hinaus muß man lernen, bei kleinsten Piepstönchen oder auch mal kurzem Schreien in der Nacht nicht sofort aufzuspringen.

Auch Eltern müssen beizeiten ins Bett, damit sie genügend Schlaf bekommen

KEIN GRUND ZUR PANIK! Nicht alle Töne, die das Baby von sich gibt, sind Zeichen dafür, daß es wach ist und Hunger hat oder Trost braucht. Die meisten Eltern haben das Babybettchen im Schlafzimmer und stehen in den ersten Nächten bei jeder kleinen Regung ihres Kindes buchstäblich senkrecht im Bett.

Da das Schlafverhalten vieler Kinder ihren Eltern auch auf längere Sicht großen Kummer macht, wurde an etlichen Universitätskliniken eine Schlafsprechstunde eingerichtet. Hilfreich ist auch das Buch von Volker Friebel und Sabine Friedrich: »Schlafstörungen bei Kindern« (Trias Verlag).

Ein eigenes Bett fürs Baby hat durchaus Vorteile

Machen Sie sich aber nichts vor: Babys haben nun einmal nicht diesen regelmäßigen Acht-Stunden-Nacht-Schlaf wie größere Kinder und Erwachsene. Man muß schon etwas Geduld haben, bis man wieder ungestörte Nachtruhe genießen kann. Das gilt für alle Eltern – Frühcheneltern sind da keineswegs besonders benachteiligt!

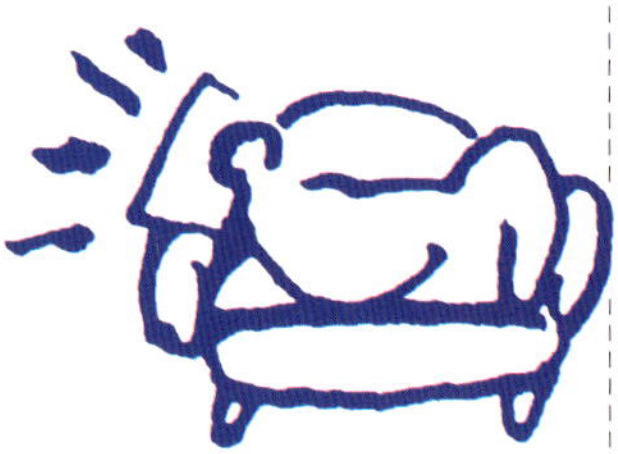

Schlafen im Elternbett?

In immer mehr Familien ist es üblich, daß Babys und Kleinkinder mit im Elternbett schlafen. Damit spart man sich nächtliches Aufstehen, und es gibt den Kindern ein gutes Gefühl, immer ganz dicht bei den Eltern zu sein.

Ob man auch ein zartes Frühchen mit ins Elternbett nehmen sollte – darüber sind die Experten uneins. Die Sorge, sie könnten das Kind im Schlaf erdrücken, haben immer weniger Mütter. Eine Mutter wird sofort wach, wenn etwas nicht stimmt.

Doch ein Faktor spricht dafür, ein Baby in einem Kinderbettchen schlafen zu lassen. Es ist nicht egal, wie ein Baby gebettet wird. Noch vor fünf bis sieben Jahren wurden Neugeborene in den meisten Kliniken auf den Bauch gelegt. Weil das Risiko des Plötzlichen Kindstodes (statistisch!) in der Bauchlage um das Fünf- bis Zehnfache erhöht ist, wird heute für gesunde Babys europaweit die Rücken- oder Seitenlage empfohlen.

Babys sollten immer auf dem Rücken oder auf der Seite schlafen – niemals auf dem Bauch!

Wenn ein Baby bei oder nach seiner Mahlzeit ohne »Bäuerchen« einschläft, haben viele Eltern Angst, es auf den Rücken zu legen. Sie befürchten, daß ihr Kind womöglich in Erstickungsgefahr gerät, wenn es seinen gewohnten kleinen Schwall aufstößt. »Da brauchen Eltern keine Angst zu haben«, sagt der Präsident der Europäischen Gesellschaft zur Erforschung und Prävention des Plötzlichen Kindstodes Professor Bentele von der Universitäts-Kinderklinik Hamburg-Eppendorf. »Dazu gibt es mehrere Untersuchungen. Gesunde Babys haben damit keine Probleme.« Wohlgemerkt: Professor Bentele spricht von gesunden Babys und von der Situation nach der Mahlzeit.

Die Seitenlage, genauer: die rechte Seite, ist eine gute Alternative, wenn Eltern trotzdem ein ungutes Gefühl bei der Rückenlage haben. Dann ist der Magenausgang wie ein Trichter nach unten gerichtet, was – so vermuten Experten – dazu führt, daß der Mageninhalt schneller in Richtung Dünndarm weitertransportiert wird.

In der Seitenlage muß das Baby gut abgestützt sein, denn es soll ja vor allem nicht auf den Bauch rollen. Auch sehr wichtig: niemals weiche Kissen (nach Auffassung vieler Fachleute gehören auch Schaffelle in diese Kategorie!) verwenden. Rollt das Baby doch mal auf den Bauch, »wühlt« es sich unter Umständen mit dem Gesicht in so ein Kissen hinein. Die Folge: Sowohl Nasenöffnung als auch Mund werden verlegt. Das erfordert verstärkte Atemanstrengungen, die aber so ein kleines Baby nur wenige Minuten lang erbringen kann. Im Extremfall gerät das Kleine dann in einen lebensbedrohlichen Zustand.

Dicke Kissen sind nichts für kleine Babys!

Alle Frühchen an den Monitor?

In der Klinik war alles noch vergleichsweise einfach. Da waren Ärzte und Schwestern, die die Signale der Überwachungsgeräte sofort zu deuten wußten und – falls erforderlich – in Sekundenschnelle handelten. Nun liegt alles in den Verantwortung der Eltern. Und die hätten am liebsten noch jemanden, der ihnen sagt: Jetzt mußt du dein Baby im Auge behalten!

Vielen Eltern verschafft es eine gewisse Beruhigung, wenn sie sich diese Verantwortung mit einem Überwachungsmonitor »teilen« können. Es gibt diese Geräte zu kaufen (Kostenpunkt: 2000 bis 5000 Mark), aber auch in Sanitätsfachgeschäften zu leihen oder aus zweiter Hand zu erstehen. Die Krankenkasse übernimmt die Kosten nur, wenn das Gerät ärztlich verordnet worden ist (beispielsweise wegen Bradykardien = immer wieder auftretende Verlangsamung der Herzfrequenz). Diese Monitore geben Alarm, wenn das Baby zu flach atmet oder gar aufhört, Luft zu holen.

Monitore kann man auch leihen

Zwar gibt es keine Studie, die nachweisen könnte, daß diese Überwachungsgeräte auch nur ein Leben gerettet hätten. Doch es gibt ermutigende Beobachtungen wie die aus der Universitätskinderklinik Ulm, wo seit Einführung der Überwachung aller Säuglinge in der Klinik vor fast zehn Jahren kein einziges Baby mehr plötzlich tot aufgefunden wurde. Zuvor passierte es etwa alle zwei Jahre einmal, daß ein Baby auf Station am Plötzlichen Kindstod verstarb. Doch nie geschah dieses Unglück auf der Intensivstation, wo bekanntlich alle Kinder »verkabelt« sind. Das ließ den Schluß zu, daß die Atem-Monitore doch rechtzeitig Alarm schlagen. So rechtzeitig, daß Geschulte das Baby vor dem Schlimmsten bewahren können.

Das Ulmer Ärzteteam hat Richtlinien zur Verschreibung solcher sogenannter Apnoemonitore (apnoe = Atemstillstand). Danach wird Eltern zu solch einer Monitor-Überwachung zu Hause geraten, wenn ihr Frühgeborenes

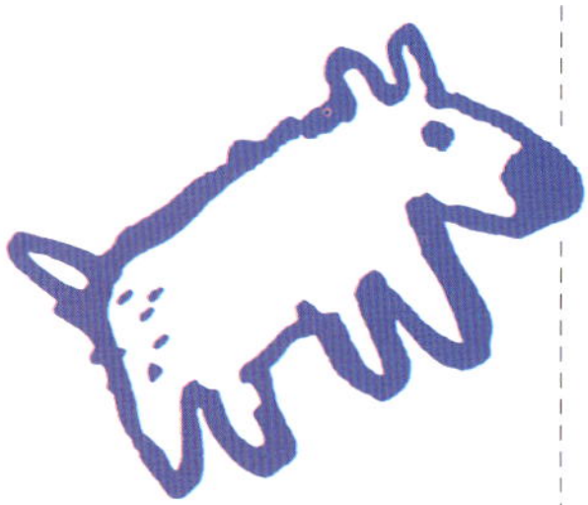

Manche Frühchen brauchen unbedingt einen Atem-Monitor

- Veränderungen an den Atemwegen hat,
- bei Geburt unter 1500 Gramm wog,
- bei Geburt unter 2000 Gramm wog, und gleichzeitig andere Risikofaktoren vorliegen wie Rauchen der Mutter in der Schwangerschaft,
- immer wiederkehrende Atemstillstände hat,
- bereits einmal in einen lebensbedrohlichen Zustand geraten ist,
- ein Geschwisterchen hatte, das am Plötzlichen Kindstod gestorben ist.

Der Alarm des Monitors nützt jedoch nichts, wenn die Eltern im Fall des Falles kopflos reagieren. Deshalb werden Mütter und Väter, deren Baby eine solche Überwachung zu Hause haben wird, von den Ulmer Ärzten für den Notfall geschult. Die Eltern müssen einen »Krisenplan« aus dem Effeff beherrschen (Wer ruft den Arzt? Wer beatmet? Wer kümmert sich um eventuell vorhandene Geschwisterkinder?). Außerdem wird selbstverständlich geübt, wie man ein Baby richtig beatmet: Alle Eltern bekommen einen Beatmungsbeutel mit nach Hause und nehmen an einem Reanimationstraining (Reanimation = Wiederbelebung) teil, bei dem unter anderem Mund-zu-Mund-Beatmung und Herzmassage geübt werden.

Wenn Ihnen der Neonatologe keinen Monitor für zu Hause verschrieben hat, Sie aber zu Ihrer Beruhigung einen möchten, bedenken Sie bitte: Ein Monitor nützt Ihnen nur etwas, wenn Sie bei Alarm auch richtig reagieren können.

WENN ES ZU FEHLALARMEN KOMMT, was immer wieder passiert, dient so ein Gerät nicht der Beruhigung der Eltern, sondern kann sie erst recht erschrecken. Für eine Schwester der Neugeborenenstation ist das kein Problem – sie sieht auf den ersten Blick, daß keine Gefahr droht. Das Baby hat sich bewegt, oder der Atem ist im Schlaf kurzfristig zu flach geworden.

Eltern müssen für den Notfall ausgebildet und vorbereitet sein!

Häufiges Piepsen in den eigenen vier Wänden kann im Extremfall zum Psychoterror geraten. Manche Eltern wagen kaum noch, eine Tätigkeit auszuführen, die mit Geräuschen verbunden ist. Erst recht ist ihnen die Lust aufs Ausgehen vergangen. Es gibt Eltern, die das Gerät irgendwann abschalten, weil sie die häufigen, unsinnig erscheinenden Störungen nicht mehr ertragen.

Manchmal zerren die Fehlalarme schrecklich an den Nerven

Man kann das diesen Eltern nicht unbedingt verdenken. Zumal niemand eine Garantie geben kann, daß ein Alarm immer rechtzeitig genug ausgelöst wird. Andererseits muß man fragen: Was sind zehn oder zwölf Monate Unruhe wegen eines Überwachungsgeräts im Haus gegen die wunderbaren Jahre, die man mit einem heranwachsenden Kind haben kann?

LINDERN SIE IHRE ÄNGSTE, indem Sie regelmäßig zu den angebotenen Vorsorgeuntersuchungen gehen!

Zwillinge fordern doppelt

Nicht allein die Enge im Mutterleib, auch eine knapp werdende Nährstoffversorgung kann Anlaß dafür sein, daß Zwillinge zu früh zur Welt kommen. So wie Dominik und Stephan, die in der 26. Schwangerschaftswoche mit je etwas über 800 Gramm und 34 Zentimeter Körperlänge zur Welt kamen. Beide brauchten allerdings nur eine Woche lang künstliche Beatmung. Schon acht Wochen nach ihrer Geburt hatten sie je 400 Gramm zugelegt. Da die Mutter bereits eine zwölfjährige Tochter hatte und einen sehr ruhigen und sicheren Eindruck machte, durfte sie ihre beiden Söhne zehn Wochen nach der Entbindung mit nach Hause nehmen.

Heute toben die beiden vierjährigen, kerngesunden Jungen übrigens genau wie ihre Altersgenossen durch den Kindergarten. Dies ist nicht zuletzt dem Umstand zu verdanken, daß sie in einer Klinik mit einer neonatologischen Abteilung geboren worden sind.

Zwillings-Frühchen kann man kaum ohne fremde Hilfe versorgen

Ein Frühchen braucht schon sehr viel Zuwendung – wieviel brauchen da erst Zwillinge! Als Trost kann man den betroffenen Müttern sagen: Frühchen schlafen noch relativ viel, so daß häufig doch genügend Zeit bleibt, sich einem der beiden Kinder in Ruhe zuzuwenden. Dennoch sollte man sich für die ersten Lebensmonate der beiden Kinder nichts anderes vornehmen. Ihre Versorgung kann eine Mutter rund um die Uhr in Anspruch nehmen. Besonders das Füttern verschlingt viel Zeit.

Alles, was nicht unbedingt nötig ist (Fensterputzen, täglich kochen usw.), sollte man für eine Weile einfach weglassen. Auch das tägliche Bad der Babys muß nicht sein, es sei denn, es macht den Kleinen sichtliches Vergnügen. Dies zu erleben, gibt dann auch der Mutter wieder Auftrieb.

Jetzt heißt es: Alle Nebensächlichkeiten müssen warten

Väter, Tanten, Großmütter – Ihre Umgebung muß jetzt mit anpacken. Nehmen Sie jedes Hilfsangebot an! Nicht zuletzt, damit Sie wenigstens mal kurz ausspannen können. Gerade die so empfindsamen und leicht reizbaren Frühchen brauchen eine möglichst ausgeglichene Mutter.

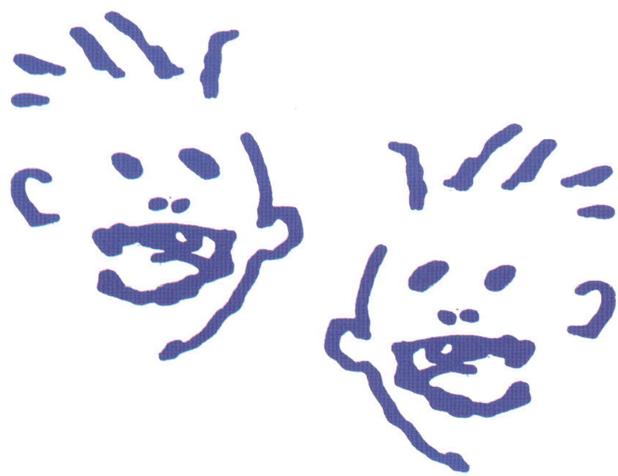

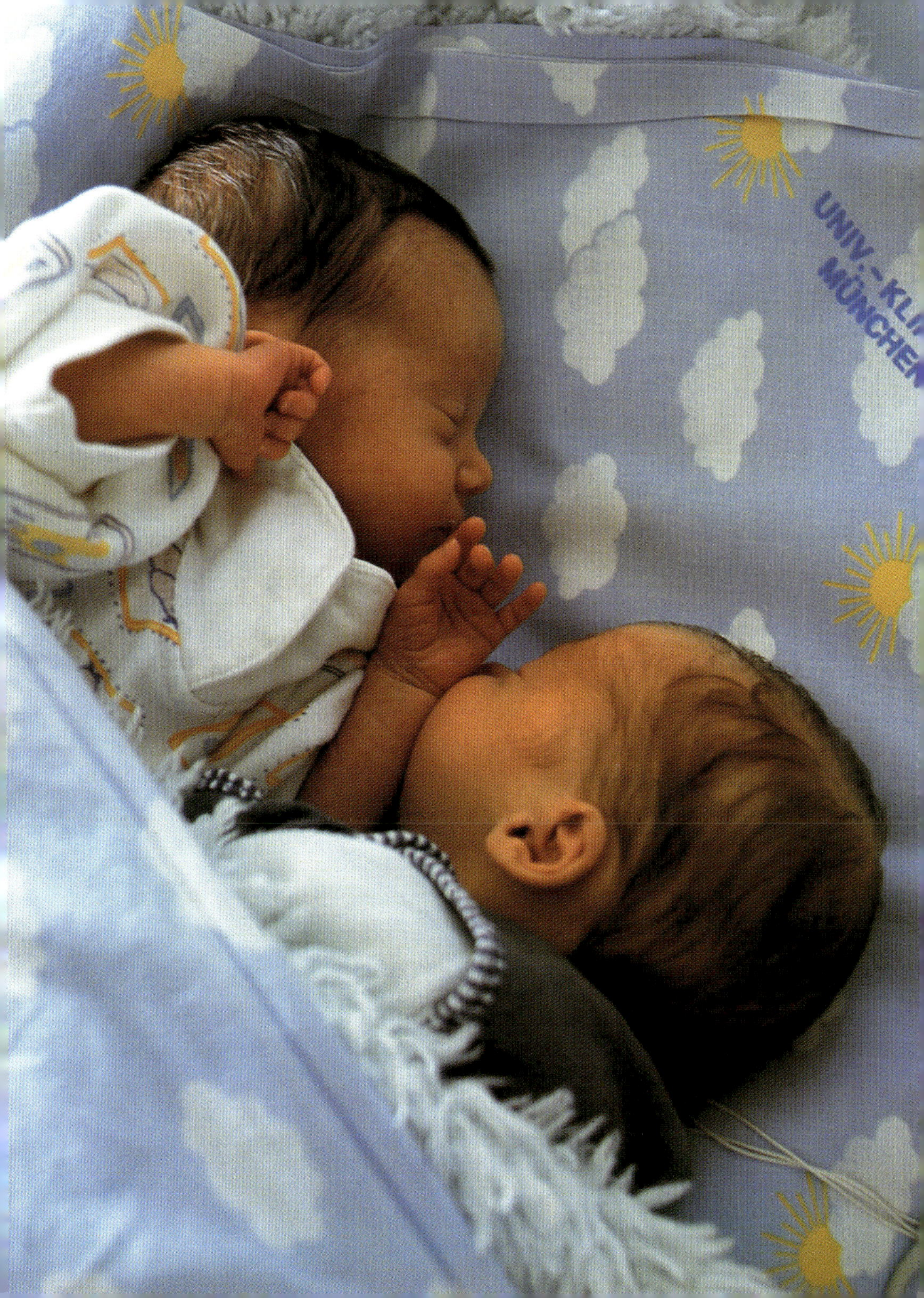

Ein Wort zum Schluß

In diesem Buch war nur von den Kindern die Rede, die nach einigen Startschwierigkeiten gesund groß und selbständig werden. Wir wollen nicht so tun, als sei das nach einer Frühgeburt immer der normale Weg. Für die meisten Frühchen ist das so, aber eben nicht für alle.

Manche Kinder müssen ihr Leben mit einer Behinderung verbringen, einige Kinder sterben, ohne je die Klinik verlassen zu haben. Dies ist für Eltern so furchtbar traurig, daß kein Ratgeber in der Lage ist, viel Trost zu spenden. Wirklichen Trost können hier nur andere Menschen geben, am ehesten diejenigen, die selbst von einem solchen Schicksal betroffen sind.

- Verwaiste Eltern in Deutschland
  Kontakt- und Informationsstelle
  Esplanade 15
  20354 Hamburg
  Tel. 0 40/35 71 87 67

- Initiative REGENBOGEN »Glücklose Schwangerschaft« e.V.
  Adressenvermittlung:
  Constanze Tofahrn-Lange
  Charlottenstr. 39
  26486 Wangerooge
  Tel. 0 44 69/3 76
  Fax 3 22
  (Rückporto)

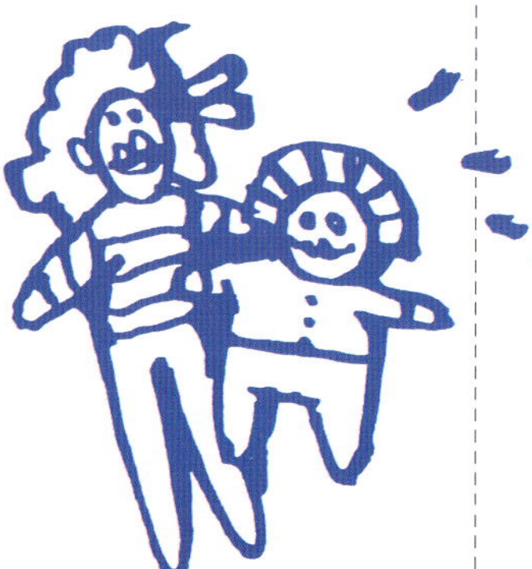

- Bundesarbeitsgemeinschaft Hilfe für Behinderte e.V.
  Kirchfeldstr. 149
  40215 Düsseldorf
  Tel. 02 11/3 10 06-0

Rat und Hilfe

Nützliche Adressen

Wenn Sie Ihr Kind wegen einer möglichen Entwicklungsverzögerung oder -störung untersuchen lassen wollen, können Sie sich wenden an:

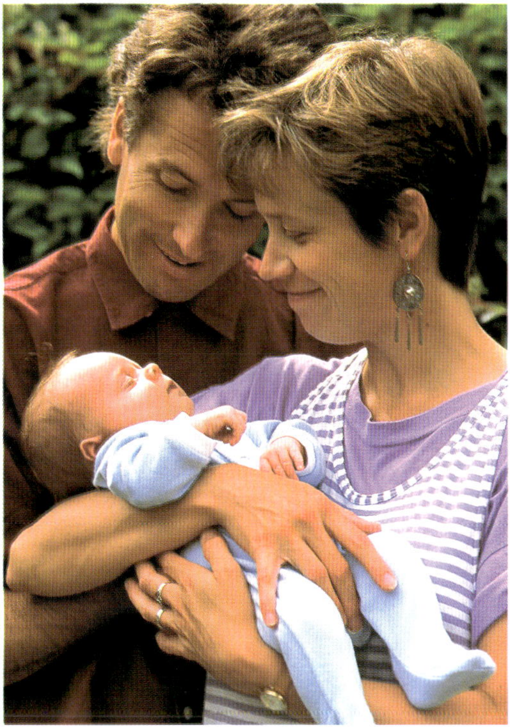

- Kinderzentrum München
  Heiglhofstr. 65
  81377 München

- Kinderklinik Lindenhof
  im Krankenhaus Lichtenberg
  Fanningerstr. 32
  10365 Berlin

- Kinderneurologisches Zentrum
  Hartmühlenweg 2 – 4
  55122 Mainz

- Kinderzentrum Pelzerhaken
  Wiesenstr. 30
  23730 Neustadt

- Kinderneurologisches Zentrum Waldenburger Ring 52
  53119 Bonn-Tannenbusch

- Werner-Otto-Institut
  Bodelschwinghstr. 23
  22337 Hamburg

Wenn Sie sich einer Selbsthilfegruppe anschließen oder selbst eine gründen wollen:

- Bundesverband »Das frühgeborene Kind e.V.«, Eva Vonderlin,
  Von-der-Tann-Str. 7, 69126 Heidelberg

Buchtips

- König-Krist, Sabine: 100 Fragen zum Frühgeborenen. Goldmann Verlag, München 1995

- Sommerhoff, Barbara: Fehl- und Frühgeburten. Rowohlt Verlag, Reinbek 1993

- Steidinger, Jürgen und Uthicke, Klaus J.: Frühgeborene. Von Babys, die nicht warten können. Rowohlt Verlag, Reinbek 1989

- Strobel, Kornelia: Frühgeborene brauchen Liebe. Kösel Verlag, München 1998

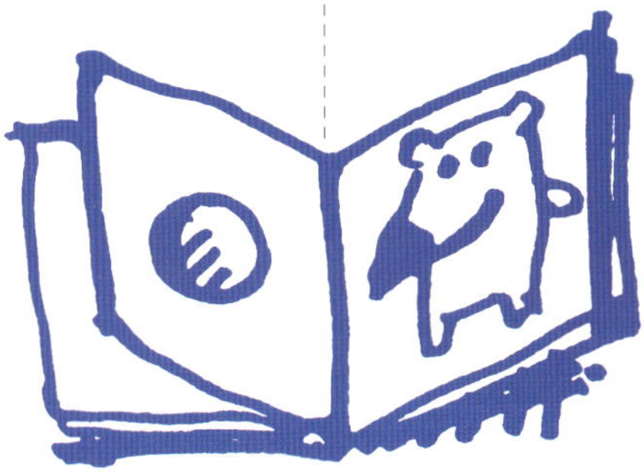

Register

Alle lieferbaren Titel der Reihe Ratgeber Eltern aus dem Mosaik Verlag auf einen Blick:

Tina Kuckelmann
Körperpflege für Babys und Kleinkinder
ISBN 3-576-11024-0
So wird Baden – und sogar Haarewaschen – für Babys und Kleinkinder zum Vergnügen.

Rita Lanz
Hebammen-Rat für Schwangere
ISBN 3-576-11025-9
Richtige Atmung, gute Haltung, tiefe Entspannung.

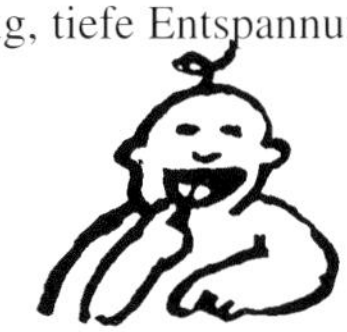

Peter Walker
Babymassage
ISBN 3-576-11163-8
Das tut Ihrem Baby gut. Körperkontakt und Massage für Babys.

Andy Fumolo
Schlank und fit nach der Schwangerschaft
ISBN 3-576-10779-7
Täglich 15 Minuten sanfte Gymnastik für einen flachen Bauch und eine schöne Figur.

Gerda Pighin
Kindern Werte geben – wann und wie?
ISBN 3-576-11127-1
Halt und Orientierung als Lebensgrundlage.

Renate Zeltner
Was Babys und Kleinkindern schmeckt
ISBN 3-576-11146-8
Gesunde Rezepte für Ihr Kind. Praktische Hinweise für Einkauf und Zubereitung.

Jeder Band hat 96 Seiten und ist durchgehend farbig illustriert.

Mosaik

Erhältlich überall dort, wo es Bücher gibt.

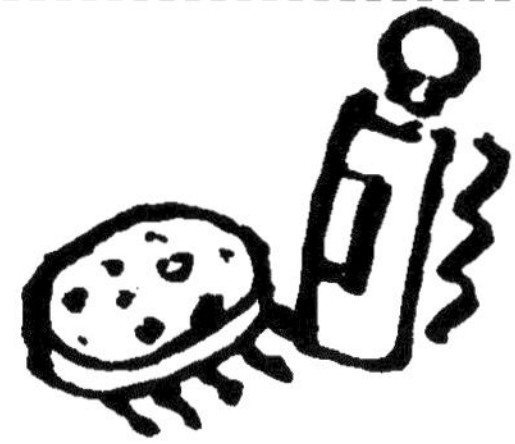

Doro Kammerer
Guter Rat für Zwillings-Eltern
ISBN 3-576-10685-5
Tips zur Vermeidung von Doppelstreß bei Zwillingen.

Doro Kammerer
Frühchen brauchen Wärme
ISBN 3-576-11099-2
Damit Ihr Baby schnell groß und stark wird. Erfahrener Rat für Eltern von Frühgeborenen.

Vivian Weigert
Stillen – Die schönste Zeit mit dem Baby
ISBN 3-576-11098-4
Kompetenter Rat für stillende Mütter.

Vivian Weigert
Schlaf, Baby, schlaf
ISBN 3-576-11023-2
Praktische Tips zum Einschlafen und Durchschlafen.

Cornelia Nitsch
Trotzphase? – Nerven behalten!
ISBN 3-576-11097-6
Mit der Wut von Kindern besser umgehen, Streit auf positive Art entschärfen.

Cornelia Nitsch/Cornelia von Schelling
Kindern Grenzen setzen – wann und wie?
ISBN 3-576-11076-3
Mit Liebe konsequent sein.

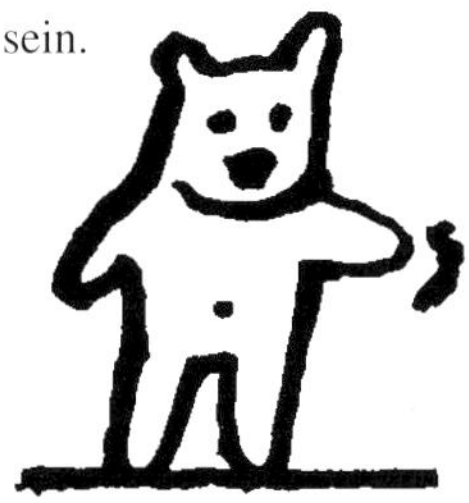